J'arrête *vraiment* de fumer !

Ketty Deléris

J'arrête *vraiment* de fumer !

LA MÉTHODE POUR REPROGRAMMER
MON CERVEAU ET MON CORPS EN 40 JOURS

MARABOUT

Sommaire

Avant-propos

Vous avez décidé de prendre en main votre santé en mettant fin à votre dépendance au tabac. Félicitations ! Vous vous apprêtez à entreprendre un parcours qui, je vous le promets, changera votre vie.

Nous étions faits pour nous rencontrer… Je suis Ketty Deléris, tabacologue spécialisée dans le sevrage du tabac et du cannabis. En tant que praticienne dans mon cabinet, mais aussi en tant que créatrice de contenu sur les réseaux sociaux, j'informe et je conseille quotidiennement ceux qui cherchent à se libérer de leur addiction. Je connais parfaitement les difficultés que rencontrent les personnes qui s'efforcent de se débarrasser de la cigarette, et j'ai acquis tout le savoir-faire nécessaire pour fournir à chacun les solutions adaptées et personnalisées qui lui permettront d'atteindre son objectif.

Dans ce livre, je vais vous accompagner pas à pas dans la grande aventure de l'arrêt du tabac. Le programme que je vous propose s'étale sur 40 jours.

Pendant les 10 premiers jours (J-10 à J-1), vous découvrirez comment vous préparer efficacement et comment bâtir une motivation solide. C'est la première partie de ce livre.

Pendant les 30 jours suivants (J1 à J30), vous serez véritablement en arrêt, et je vous accompagnerai quotidiennement au fil d'un programme personnalisé. Cette étape cruciale constitue la deuxième partie de ce livre.

Ce programme, vous le bâtirez en agençant dans l'ordre que vous choisirez les nombreux outils qui vous sont proposés dans la troisième partie de ce livre. Chaque fumeur étant différent, vous pourrez ainsi personnaliser votre planning d'arrêt du tabac en fonction de vos besoins et de vos attentes.

Ce livre est un peu une aventure que nous allons vivre ensemble. Page après page, chaque jour, vous renforcerez votre motivation et vous découvrirez de nouveaux conseils, activités et techniques pour vous aider à surmonter les difficultés liées à l'arrêt du tabac et à rester déterminé tout au long de votre parcours.

Je vous encourage à suivre ce programme jour après jour pour obtenir de meilleurs résultats, sans griller les étapes et sans sauter des pages… Une fois ce préalable posé, sachez que ce livre vous appartient, à vous et à vous seul. Vous avez le droit d'y inscrire tous vos états d'âme, de le corner, de le raturer, de l'emmener partout avec vous.

Mode d'emploi

Si vous le voulez bien, lisez attentivement ces quelques règles. Elles vous serviront de boussole tout au long de votre lecture… et de votre arrêt !

Règle n° 1 : Je me laisse guider jour après jour

Je le répète : ce programme est conçu pour être découvert progressivement… Jouez le jeu ! Vous ne le regretterez pas. Lorsque vous vous sentez prêts, commencez par lire le J-10. Le lendemain, le J-9. Et ainsi de suite jusqu'au J30.

Règle n° 2 : J'accomplis consciencieusement mes missions

Chaque jour, vous découvrirez un certain nombre de missions que vous devrez mener à bien. Elles sont simples, précises et, pour une partie d'entre elles, assez ludiques. Ne les négligez pas, et ne les reportez jamais au lendemain !

Règle n° 3 : À partir de J1, je checke mon tracker chaque matin

Lorsque vous aborderez la deuxième partie de ce livre, vous découvrirez un outil magique : votre tracker d'ex-fumeur. Il vous permettra de vous remémorer quotidiennement les éléments clés de votre programme. Consultez-le et remplissez-le au réveil chaque jour. C'est simple, rapide, efficace.

Cela peut paraître rébarbatif de lire chaque matin les mêmes phrases, mais c'est capital pour recadrer vos idées avant de commencer votre journée. C'est un peu la méthode Coué, vous allez vous répéter et vous répéter vos essentiels pour arrêter de fumer.

10 jours
pour se préparer

Bienvenue dans la première étape de votre voyage vers une vie sans tabac ! Au cours de ces 10 jours de préparation, vous serez guidé à travers diverses tâches et divers défis conçus pour renforcer votre motivation. Vous y trouverez tous les outils nécessaires pour commencer votre arrêt du tabac avec confiance. Cette partie vous aidera à comprendre vos habitudes, à identifier les déclencheurs et à développer des stratégies de gestion des envies. Sachez que l'arrêt du tabac est un voyage, pas une destination. Il se peut que vous rencontriez des obstacles en cours de route, mais chaque petit pas compte. Soyez patient avec vous-même, célébrez vos victoires, petites et grandes, et préparez-vous à embrasser ce nouveau chapitre de votre vie, plus sain et plus épanouissant.

J-10

Je booste ma motivation

Avant d'arrêter de fumer, il est important de travailler sur vos motivations afin de mieux comprendre les raisons pour lesquelles vous souhaitez arrêter. Pourquoi ? Pour rester motivé tout au long de votre processus d'arrêt du tabac.

Mission 1 : Je liste les raisons pour lesquelles je fume

Comprendre pourquoi vous fumez est une étape importante pour vous aider à surmonter les obstacles qui peuvent vous empêcher de parvenir à arrêter de fumer. Ainsi, vous serez mieux préparé à réussir votre arrêt du tabac et à maintenir un mode de vie sans fumée à long terme.

COCHEZ LES CASES QUI VOUS CORRESPONDENT

○ **Je fume pour le plaisir de fumer**

→ Le plaisir est souvent mis en avant, car la nicotine est une substance addictive qui stimule le cerveau pour libérer de la dopamine, un neurotransmetteur qui crée des sensations agréables. Il est important de prendre conscience que **chaque fois que vous fumez et ressentez du plaisir, cela est dû à votre dépendance physique à la nicotine** plutôt qu'à un besoin réel. Lorsque vous serez sevré de la nicotine, ce besoin disparaîtra.

○ **Je fume parce que ça me détend**

→ Attention : c'est faux ! La nicotine n'aide pas à se détendre. Au contraire, elle augmente le rythme cardiaque et la tension artérielle, ce qui peut même accentuer la sensation de stress. Les cigarettes ne vous aident donc pas à gérer votre anxiété, elles vous donnent tout au plus une **illusion de soulagement temporaire**.

○ **Je fume parce que c'est convivial**

→ Il est tout à fait possible de socialiser, de s'amuser sans fumer. En réalité, **la cigarette est juste un accessoire**. Si vous souhaitez ne plus y recourir, c'est possible et nous verrons comment.

○ **Je fume par habitude, c'est un automatisme**

→ Vous pouvez avoir l'habitude de fumer une cigarette en buvant votre café le matin, ou après avoir fini un repas. Ces automatismes ont été créés au fil du temps, mais ne sont pas irrémédiables. Vous pouvez **les briser en modifiant vos routines** : boire un thé, prendre la douche en premier, se brosser les dents dès la fin d'un repas...

En remettant en question les **idées préconçues** sur les raisons pour lesquelles vous fumez, vous pourrez mieux comprendre la **nature de votre dépendance** et trouver des **stratégies efficaces pour la briser**. La cigarette est simplement une dépendance, une habitude ou une routine. En arrêtant de fumer, vous pouvez découvrir une **vie plus saine et plus épanouissante**, sans l'emprise de la nicotine.

Mission 2 : Je liste les bénéfices liés à l'arrêt du tabac

COCHEZ LES ARGUMENTS QUI RÉSONNENT POUR VOUS

- ◯ Améliorer mon **état de santé** général.
- ◯ Diminuer mes **risques de cancers** : les poumons, la gorge, la bouche, la vessie, le pancréas, l'estomac, les reins, les organes génitaux…
- ◯ Diminuer mes **risques cardiaques**.
- ◯ Ne plus **tousser** (sachant qu'une toux peut dans l'avenir se transformer en bronchite chronique et en emphysème).
- ◯ Améliorer mon **souffle**.
- ◯ Retrouver l'**odorat** et le **goût**.
- ◯ Améliorer l'apparence de **ma peau**, de mon teint, limiter l'apparition des rides.
- ◯ Ne plus avoir les doigts et les **dents jaunes**.
- ◯ Diminuer le risque de **caries** et de maladies des gencives.
- ◯ Améliorer la qualité de mon **sommeil**.
- ◯ Préserver ma famille du **tabagisme passif**.
- ◯ Donner le **bon exemple** à mes enfants.
- ◯ Améliorer ma **fertilité**, ma **libido**.
- ◯ Retrouver ma **liberté**, ne plus être dépendant.
- ◯ Ne plus sortir dans le **froid** pour aller fumer.
- ◯ Réaliser de considérables **économies financières**.
- ◯ Augmenter mon **espérance de vie**.
- ◯ Améliorer ma **qualité de vie**.
- ◯ Retrouver une bonne **haleine**.
- ◯ Éliminer l'**odeur** du tabac sur les vêtements et dans les cheveux.
- ◯ Diminuer le risque de fausse couche, de naissance prématurée et les problèmes de poids du **bébé** à la naissance.

- Ne plus contribuer à la **déforestation** massive pour créer des plantations de tabac.
- Ne plus contribuer à la **pollution**. La culture du tabac nécessite l'utilisation d'une grande quantité de pesticides et d'engrais chimiques qui finissent par contaminer les cours d'eau ; la fumée des cigarettes contribue à la pollution atmosphérique.
- Ne plus contribuer au **travail des enfants**. Selon un rapport de l'Organisation internationale du travail (OIT), environ 1,3 million d'enfants travaillent dans les plantations de tabac dans le monde. Ils sont souvent exposés à des risques pour leur santé, leur sécurité et leur développement, et sont privés de leur droit à l'éducation.
- ....
- ....
- ....
- ....
- ....
- ....

Opération ramassage de mégots !

Avant la fin de votre période de préparation, je vous invite à aller faire une **session de 15 minutes** de ramassage de mégots. Assurez-vous de vous équiper de gants et d'un sac pour éviter tout contact direct avec les mégots (bourrés de produits chimiques toxiques).

OK, ce n'est pas très agréable, mais c'est le meilleur moyen de **prendre conscience de la pollution** que peut engendrer un fumeur. Car oui : un seul mégot de cigarette peut polluer jusqu'à 500 litres d'eau !

J'irai ramasser des mégots le : ……………………………………

Résultat : en 15 minutes j'ai ramassé …………………… mégots.

Ai-je déjà jeté un mégot par terre ?

○ oui ○ non

Mon ressenti après le ramassage : ……………………………………

……………………………………………………………………………

Mission 3 : Je liste les obstacles à l'arrêt du tabac

COCHEZ LES CRAINTES QUE VOUS RESSENTEZ

- ○ Les **symptômes de sevrage** : la faim, l'irritabilité, l'anxiété, la nervosité, la fatigue, la difficulté à se concentrer, les troubles du sommeil et les envies de fumer.
- ○ La **prise de poids**.
- ○ Les **maux de tête**.
- ○ Le **stress**.
- ○ Les **tentations** quand l'entourage fume, notamment en soirée.
- ○ Les difficultés à **s'occuper**.
- ○ Les difficultés à **s'endormir**.

- [ ] ....
- [ ] ....
- [ ] ....
- [ ] ....
- [ ] ....

→ Sachez que **ces inconvénients liés à l'arrêt du tabac sont temporaires** et qu'il existe des **solutions pour y remédier**. Au fil des jours du programme nous allons répondre à toutes ces peurs et trouver des solutions concrètes. Si certains points vous tracassent énormément et que vous souhaitez obtenir des réponses rapides, vous pourrez placer les outils correspondants dans les premières journées de votre programme personnalisé (voir pages 70-71).

« Soyez le changement que vous voulez voir dans le monde. »

Mahatma Gandhi

Pour réussir à arrêter de fumer, il est important de changer sa manière de penser et de voir les choses. En travaillant sur vos motivations, non seulement vous allez prendre conscience des avantages de l'arrêt du tabac, mais également vous convaincre que vous êtes capable de réussir. En vous concentrant sur vos motivations, vous pourrez devenir le changement que vous voulez voir dans votre propre vie, en éliminant progressivement la dépendance au tabac et en améliorant votre santé.

Mission 4 : J'écris mes motivations sur papier et je fais un audio

Je vous invite à noter toutes vos motivations **sur un papier que vous conserverez précieusement** tout au long de ces 40 jours. Rangez-le dans un endroit qui vous permette d'y avoir accès facilement et à tout moment (votre portefeuille ?). Vous pourrez ainsi **le relire en toutes circonstances**, notamment en cas d'envies de fumer ou de moments de doute.

Il se peut que parfois vous n'ayez pas votre papier sur vous, alors je vous conseille d'enregistrer un audio de vos motivations **sur votre smartphone**.

RÉDIGER ICI VOTRE BROUILLON !

La santé, c'est l'argument n° 1 pour arrêter de fumer !

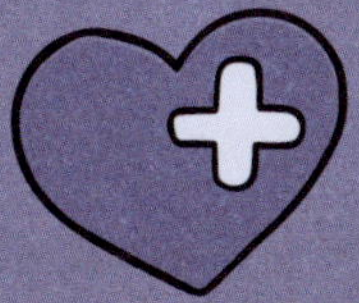

Arrêter de fumer est le plus beau cadeau que vous puissiez faire à votre santé. Peu importe à quel âge vous vous arrêtez, il n'est jamais trop tard et les effets sont toujours bénéfiques !

→ **À court terme...** Les effets positifs de l'arrêt du tabac commencent à se faire sentir dès les premières heures qui suivent la dernière cigarette. La respiration devient plus facile, le niveau d'oxygène dans le sang augmente et les chances d'avoir une crise cardiaque diminuent. Environ deux semaines après avoir arrêté de fumer, la respiration devient encore plus aisée et les risques de contracter une maladie respiratoire diminuent.

→ **À moyen terme...** Les bienfaits de l'arrêt du tabac continuent de s'accumuler. Après environ un an sans tabac, le risque de faire une crise cardiaque est réduit de moitié par rapport à celui d'un fumeur. Les risques de cancer des poumons, de la bouche, de la gorge, de l'œsophage et de la vessie diminuent également. La peau devient plus claire et plus saine.

→ **À long terme...** L'arrêt du tabac peut prévenir de nombreuses maladies graves, notamment le cancer, les maladies cardiaques, les accidents vasculaires cérébraux et les maladies respiratoires chroniques. En outre, les avantages pour la santé sexuelle peuvent être significatifs. L'arrêt du tabac peut améliorer la fonction érectile chez les hommes, augmenter la fertilité chez les femmes et réduire le risque de complications pendant la grossesse.

J-9

Je teste ma dépendance physique

Aujourd'hui, nous allons nous concentrer sur la première étape essentielle pour arrêter de fumer : analyser votre dépendance physique au tabac. Vous allez également apprendre à vous encourager vous-même, ce qui vous permettra de vous donner la force nécessaire pour surmonter les difficultés à venir.

Mission 1 : Je comprends pourquoi je fume

Fumer induit une triple dépendance :

→ **La dépendance physique :** vous avez besoin de nicotine. Et c'est le manque de nicotine qui est responsable des maux de tête, de l'irritabilité, de la nervosité, de la déprime, des sensations de faim que l'on peut ressentir lorsqu'on arrête de fumer.

→ **La dépendance psychologique :** vous avez recours au tabac pour répondre à des émotions (stress, tristesse…).

- **La dépendance comportementale :** vous avez l'habitude de fumer, et vous associez automatiquement le fait d'allumer une cigarette à certaines actions du quotidien (en buvant un café, en conduisant…).

Aujourd'hui, ce qui nous intéresse, c'est la dépendance physique. Elle est essentiellement due à la nicotine, une substance addictive qui se trouve dans le tabac. Lorsqu'une personne fume ou utilise un produit contenant de la nicotine, celle-ci pénètre dans son cerveau et stimule des récepteurs qui causent des sensations de plaisir et de détente.

Au fil du temps, le cerveau s'habitue à ces sensations et a besoin de plus en plus de nicotine pour obtenir les mêmes résultats. Et lorsque la consommation s'arrête, une sensation de malaise apparaît : le corps est en manque de nicotine. **Le piège de la dépendance physique s'est refermé.**

La dépendance physique disparaît entre quatre semaines et trois mois après l'arrêt du tabac. Mais attention : les dépendances comportementales et psychologiques sont plus tenaces (nous y reviendrons). Il se peut donc que l'envie de fumer persiste longtemps après l'arrêt du tabac.

Mission 2 : Je réalise le test de Fagerström

ENTOUREZ LE CHIFFRE CORRESPONDANT

Combien de temps après votre réveil fumez-vous votre première cigarette ?

- 3 Dans les 5 premières minutes
- 1 Entre 31 et 60 minutes
- 2 Entre 6 et 30 minutes
- 0 Après 60 minutes

Trouvez-vous difficile de vous abstenir de fumer dans les endroits où c'est interdit ?

- 1 Oui
- 0 Non

À quelle cigarette de la journée renonceriez-vous le plus difficilement ?

- 1 La première le matin
- 0 Entre 31 et 60 minutes

Combien de cigarettes fumez-vous par jour en moyenne ?

- 0 10 ou moins
- 1 11 à 20
- 2 21 à 30
- 3 30 ou +

Fumez-vous à un rythme plus soutenu le matin que l'après-midi ?

- 1 Oui
- 0 Non

Fumez-vous lorsque vous êtes malade, au point de devoir rester au lit toute la journée ?

- 1 Oui
- 0 Non

DÉCRYPTEZ VOS RÉSULTATS

score de 0 à 2

Cela va vous sembler fou, mais **vous n'êtes pas dépendant à la nicotine**. Malheureusement, cela ne veut pas dire que l'arrêt du tabac va être plus facile pour vous... Mais vous vous en doutez, car si vous avez acheté ce livre, c'est que vous avez sûrement déjà essayé d'arrêter sans y parvenir.

Ce test met en évidence que **votre souci n'est pas la nicotine, mais la dépendance comportementale** (les habitudes) et/ou la dépendance psychologique (la gestion des émotions).

→ Vous pouvez donc arrêter de fumer sans avoir recours à des substituts nicotiniques. Et il faudra vous concentrer sur les deux autres dépendances. Vous trouverez pour cela des conseils tous les jours, au fil de la lecture de ce programme.

score de 3 à 4

Vous êtes faiblement dépendant à la nicotine. Chez vous, ce qui est très présent, c'est la dépendance comportementale (les habitudes) et la dépendance psychologique (la gestion des émotions).

→ Vous pourrez vous arrêter de fumer sans avoir recours à un substitut nicotinique, mais en cas de manque ou de difficultés passagères (irritabilité, envie très forte...), vous pourrez tout de même en prendre. Il faudra donc surtout vous concentrer sur les deux autres dépendances, et pour cela vous trouverez des conseils tous les jours, au fil de la lecture de ce programme.

score de 5 à 6

Vous êtes moyennement dépendant à la nicotine.
→ L'utilisation de substituts nicotiniques va doubler vos chances de réussite, donc je vous conseille vraiment de les utiliser. Mais attention, ils ne sont pas magiques. Ces substituts vont vous aider à gérer votre dépendance physique, mais il faudra tout de même travailler votre dépendance comportementale (les habitudes) et votre dépendance psychologique (la gestion des émotions).

score de 7 à 10

Vous êtes fortement ou très fortement dépendant à la nicotine.
→ L'utilisation de substituts nicotiniques est clairement recommandée.

Mission 3 : Je fais un audio « se donner la force »

Je vous conseille de mettre dans cet audio **tout ce que vous aimeriez entendre en cas de coups durs**. Voici un exemple (mais le mieux est de créer le vôtre, de le personnaliser) :

Je suis fort, capable de surmonter cette envie de fumer car… [citez des choses que vous avez déjà réussi à faire et dont vous êtes fier].

Je suis en train de devenir plus sain en arrêtant de fumer, car je veux… [citez vos motivations santé].

Cette envie passera, je peux être patient et tenir bon, j'ai la force de… [citez des personnes célèbres ou non qui vous inspirent].

Si vous n'avez pas la possibilité de faire d'audio, écrivez ces mots sur un papier ou un carnet que vous conserverez précieusement.

Vous pouvez aussi **mettre à contribution vos amis, la famille…** Demandez-leur de vous enregistrer des messages. Surtout ne les écoutez pas tout de suite ! Vous les découvrirez quand vous aurez besoin d'encouragement.

« Je suis le maître de mon destin, je suis le capitaine de mon âme. »

William Ernest Henley

Il est important de prendre le contrôle de sa propre vie et de sa propre destinée, y compris lorsqu'il s'agit de surmonter une dépendance physique comme celle du tabac. C'est à vous de décider et de prendre les mesures nécessaires pour surmonter cette dépendance et retrouver votre liberté.

J-8

J'organise mes moyens d'aide à l'arrêt

Suite au test de dépendance physique, et en fonction de votre score, vous savez maintenant si vous avez besoin de substituts nicotiniques. Nous allons voir quels sont les substituts possibles, mais aussi comment les utiliser et les doser.

Mission 1 : Je prends conscience de l'intérêt des substituts

Les études scientifiques ont montré que **les substituts nicotiniques augmentent les chances de réussite de 50 à 70 %** ! Donc si votre test d'hier vous indique de les utiliser, il ne faut pas hésiter une seconde.

Vous pouvez penser que c'est un non-sens de prendre de la nicotine alors qu'il faut justement vous en sevrer, mais rappelez-vous que vous êtes soumis à trois dépendances (physique, comportementale et psychologique) et qu'**il sera plus simple de travailler sur vos dépendances**

psycho-comportementales si vous n'êtes pas en manque de nicotine. Dans un second temps, vous pourrez vous occuper du sevrage de nicotine (nous verrons cela plus tard dans le programme).

Les substituts nicotiniques sont des médicaments à base de nicotine utilisés pour **soulager les symptômes liés au manque** quand on arrête de fumer.

SYMPTÔMES POSSIBLES

- L'envie de fumer.
- L'irritabilité, la frustration, la colère.
- La sensation de faim (avec risque de prise de poids).
- L'humeur triste, voire dépressive.
- Les insomnies.
- L'anxiété, les angoisses.
- Les difficultés de concentration.
- La fatigue.
- La transpiration.
- Les maux de tête.
- La constipation.
- Les aphtes.

Les substituts nicotiniques ne suppriment pas tous ces symptômes, mais ils les rendent beaucoup plus supportables. Et ils n'entretiennent pas la dépendance car ils ne sont pas absorbés sous forme de shoot comme la nicotine de la cigarette. Ce qui est addictif, en réalité, c'est qu'en fumant la nicotine monte en quelques secondes au cerveau, alors qu'**avec les substituts la diffusion est beaucoup plus lente**.

Comment se procurer les substituts ?

Depuis 2019, **ils sont entièrement pris en charge par l'Assurance maladie si vous possédez une ordonnance**. Plusieurs professionnels de santé peuvent vous délivrer cette ordonnance : les médecins (y compris les médecins du travail), les sages-femmes, les infirmiers, les chirurgiens-dentistes et les masseurs-kinésithérapeutes.

Si vous ne souhaitez pas consulter un professionnel de santé, vous pouvez **les acheter directement en pharmacie**, mais dans ce cas ils ne seront pas pris en charge par l'Assurance maladie.

Mission 2 : J'apprends à connaître les différents substituts

LE PATCH

Il se colle le matin et se garde 24 heures (si c'est un patch 24 heures) ou 16 heures (si c'est un patch 16 heures). Et ce point est très important : si vous prenez un patch 24 heures, ne le retirez pas le soir pour dormir, car sinon vous n'aurez pas l'apport suffisant en nicotine. Se dire « je ne fume pas la nuit, donc je ne vais pas prendre des patchs 24 heures » est complètement erroné. Les patchs 24 heures permettent justement de ne pas se réveiller en état de manque. Donc si vous fumez dès le réveil et/ou que vous enchaînez rapidement les cigarettes, mieux vaut prendre des patchs 24 heures.

Peut-être avez-vous déjà essayé les patchs et n'avez-vous pas réussi à arrêter pour autant… Du coup vous êtes sceptique quant à leur efficacité…

Mais **rappelez-vous : vous « souffrez » de trois dépendances, donc avoir envie de fumer malgré le patch, c'est normal**.

Les cigarettes d'après repas, par exemple, sont des cigarettes comportementales, donc vous avez beau avoir votre patch, vous aurez toujours envie de fumer après les repas. Il faudra utiliser d'autres méthodes pour lutter contre vos autres formes de dépendance. Nous y reviendrons...

L'allergie au patch

Si les patchs vous causent des **boutons** ou génèrent une **plaque rouge** qui vous gratte beaucoup et ne part pas même au bout de 24 heures, votre seule solution est d'utiliser les formes orales de nicotine ou une cigarette électronique.

En revanche, si votre patch gratte un peu et que, lorsque vous le retirez, il y a une légère plaque rouge, mais qu'elle disparaît en moins de 24 heures, ce n'est pas une allergie.

LES FORMES ORALES

Il en existe plusieurs : pastilles, comprimés sublinguaux, gommes, spray, inhaleur. Toutes les formes orales ne sont pas remboursées, donc n'hésitez pas à **demander conseil à votre médecin ou à votre pharmacien** ou bien à consulter la liste des substituts remboursés sur le site Internet de l'Assurance maladie.

LA VAPE

C'est une alternative à la cigarette classique. Contrairement à la cigarette de tabac, qui contient, comme le monoxyde de carbone, des « goudrons » et plusieurs milliers d'autres produits, la vapoteuse ne libère pas de substances. **La cigarette électronique serait 95 % moins dangereuse pour la santé que le tabac** selon l'étude de Public Health England.

Il est recommandé de choisir des produits certifiés par l'AFNOR (Association française de normalisation) et de se fournir auprès de magasins spécialisés. Les vendeurs pourront vous conseiller et vous aider à trouver les produits les plus adaptés à vos besoins.

Lors de l'achat, soyez vigilant. **Vérifiez que le taux de nicotine de votre liquide est inférieur à 20 mg/ml**, que l'étiquetage comporte toutes les informations de sécurité nécessaires (pictogrammes, mention d'avertissement, mention de danger, conseils de prudence, etc.) et que l'emballage est conforme (fermeture de sécurité pour les enfants).

Il est également recommandé d'éviter de fabriquer soi-même son liquide, car cela peut entraîner des risques pour la santé. Enfin, il est important de noter que la vape et les liquides ne sont pas des produits de santé et ne sont donc ni vendus en pharmacie, ni pris en charge par l'Assurance maladie, ce qui signifie qu'ils ne sont pas soumis à un contrôle aussi rigoureux que les médicaments.

La vape peut vous aider à diminuer votre consommation de cigarettes et, surtout, à arrêter complètement de fumer. Toutefois, il est important pour votre santé de ne pas fumer et vapoter en même temps, car même une ou deux cigarettes par jour font courir des risques à votre santé.

Toutefois, l'objectif final étant l'arrêt complet du tabac, l'utilisation de la vape doit être considérée comme une étape vers cet objectif.

Quid des méthodes naturelles ou alternatives ?

Elles ne doivent en aucun cas remplacer les substituts nicotiniques ou la vape avec nicotine, car si votre test de Fagerström vous indique qu'il vous faut de la nicotine pour arrêter de fumer, alors vous ne pourrez pas en faire l'économie.

Pour rappel, les **seules méthodes validées scientifiquement** à ce jour dans l'arrêt du tabac sont :

→ Les substituts nicotiniques.

→ Les thérapies cognitives et comportementales (TCC). Nous y reviendrons.

→ Deux traitements médicamenteux, mais qui ne s'utilisent qu'en deuxième intention lorsqu'on est en échec avec les deux précédentes méthodes.

L'hypnose, l'acupuncture, l'auriculothérapie, l'aromathérapie… ne peuvent être que des compléments, si vous le souhaitez, à ce qui est proposé dans ce livre. Mais ils ne peuvent en aucun cas s'y substituer.

Mission 3 : J'apprends à doser les substituts

LE PATCH

Partez du principe que 1 cigarette = 1 mg de nicotine.

○ Si vous fumez plus de 1 paquet par jour.

→ Vous pouvez coller plusieurs patchs. Pour 30 cigarettes : patch 21 mg/24 h ou patch 25 mg/16 h + patch 7 mg/24 h ou patch 10 mg/16 h + formes orales 1 à 2 mg.

- Si vous fumez 20 cigarettes.

→ Patch 21 mg/24 h ou patch 25 mg/16 h + formes orales 1 à 2 mg.

- Si vous fumez 15 cigarettes.

→ Patch 14 mg/24 h ou patch 15 mg/16 h + formes orales 1 à 2 mg.

- Si vous fumez 10 cigarettes.

→ Patch 7 mg/24 h ou patch 10 mg/16 h + formes orales 1 à 2 mg.

- Si vous fumez moins de 10 cigarettes.

→ Formes orales 1 à 2 mg (voir ci-après).

Si vous fumez du tabac à rouler, c'est différent, et mieux vaut alors raisonner en grammes. Commencez par calculer combien de grammes vous consommez par jour.

- Le paquet de 30 g vous fait 3 jours et demi :
  30 g/3,5 = 8,57 g par jour.
- Le poids d'une cigarette industrielle est de 0,8 g :
  8,57/0,8 = 10,7 cigarettes.
- Mais comme le tabac à rouler est environ 2 fois plus fort :
  10,7 × 2 = 21,4.
- On partira donc sur un patch 21 mg/24 h ou patch 25 mg/16 h
  + formes orales 1 à 2 mg.

N'hésitez pas à demander conseil pour déterminer le dosage de vos substituts !

Voici comment se passera ensuite le sevrage...

Vous n'allez pas rester addict aux substituts, mais vous pouvez d'ores et déjà apprendre à vous en sevrer ! Partez sur le dosage initial conseillé plus haut. Comme les boîtes de patchs sont des boîtes de 28 jours, il faudra faire le point tous les 28 jours comme suit si tout se passe bien :

- Vous étiez à patch 21 mg/24 h ou patch 25 mg/16 h + formes orales 1 à 2 mg.

→ Vous passerez à patch 14 mg/24 h ou patch 15 mg/16 h + formes orales 1 à 2 mg.

- Vous étiez à patch 14 mg/24 h ou patch 15 mg/16 h
  + formes orales 1 à 2 mg.

→ Vous passerez à patch 7 mg/24 h ou patch 10 mg/16 h
  + formes orales 1 à 2 mg.

- Vous étiez à patch 7 mg/24 h ou patch 10 mg/16 h
  + formes orales 1 à 2 mg.

→ Vous passerez uniquement aux formes orales 1 à 2 mg.

Pour résumer, si tout se passe bien, sur une base de 24 heures, on diminue de 7 mg le dosage du patch tous les 28 jours. Toutefois... rien ne presse, donc même si tout se passe bien mais que vous ne vous sentez pas de diminuer le dosage de nicotine, vous pouvez attendre.

Le surdosage en nicotine

Vous le ressentirez très vite. Mais, rassurez-vous, c'est sans gravité. Vous risquez d'avoir mal à la tête, des nausées, des palpitations... Si c'est le cas, retirez votre patch et, le lendemain, recommencez avec un patch ayant un dosage de 7 mg de moins.

LES FORMES ORALES

On ne consomme pas ce substitut comme un bonbon ou un chewing-gum classique. On le mâche ou on le suce 2-3 fois, on le met dans un coin de sa bouche et on attend 20-30 secondes. Puis on recommence, on le mâche ou on le suce 2-3 fois, on le met de nouveau dans un coin de sa bouche et on attend 20-30 secondes. Au début, la pastille ou la gomme a un goût de menthe ou de fruits, selon le parfum choisi, puis elle devient piquante ou moins bonne. Il faut alors la jeter, même si cela ne fait que 30 secondes qu'elle est en bouche.

Quand vous avez envie de fumer, **attendez si possible 3 minutes, puis si l'envie ne passe pas, prenez une forme orale**. Il n'y a pas de quantité à ne pas dépasser : vous pouvez vraiment en prendre une à chaque fois que vous ressentez l'envie de fumer. En revanche, si vous constatez que vous en prenez plus de 10 par jour, c'est sûrement que votre patch est sous-dosé. Mieux vaut alors augmenter le dosage du patch de 7 mg plutôt que de prendre beaucoup de formes orales qui pourraient vous ballonner.

Pour le sevrage : lorsqu'il ne restera plus que les formes orales de nicotine, donc théoriquement moins de 10 par jour si vous aviez bien dosé le patch, je vous conseille de noter sur une feuille à quel moment de la journée vous les prenez afin de réfléchir au meilleur moyen de remplacer chacune d'elles.

Si vous n'aimez pas les gommes et les pastilles...

Si vous trouvez ces formes orales « affreuses », « dégoûtantes »... **c'est que vous les utilisez mal** ! Plusieurs possibilités :

→ Vous les mâchez trop rapidement, et la nicotine sort donc trop vite du chewing-gum.

→ Vous les croquez au lieu de les laisser fondre.

→ Vous les gardez trop longtemps en bouche et ne les jetez pas dès que le goût change.

LA VAPE

Demandez conseil au vendeur, car le dosage peut varier en fonction du matériel que vous avez choisi. Mais vous pouvez partir sur la base suivante :

- Moins de 5 cigarettes/jour.
  → Le taux conseillé est de 3 mg/ml.
- Entre 5 et 10 cigarettes/jour.
  → Le taux conseillé est de 6 mg/ml.
- Entre 10 et 20 cigarettes/jour.
  → Le taux conseillé est de 11 mg/ml.
- Entre 20 et 30 cigarettes/jour.
  → Le taux conseillé est de 16 mg/ml.
- 30 cigarettes/jour ou plus.
  → Le taux conseillé est de 18 mg/ml.

Sachez que vous pouvez associer vape et patch, la vape remplaçant alors la forme orale. Dans ce cas, prenez le dosage conseillé précédemment pour le patch, et ajoutez une vape, en commençant par un dosage à 3 mg. Si c'est insuffisant, vous augmenterez progressivement le dosage en fonction de votre ressenti.

Lors de l'étape du sevrage, il n'est pas nécessaire de vous précipiter pour arrêter la vape. Prenez votre temps pour éviter de vous mettre en difficulté et de risquer de retomber dans le tabac. Avant de songer à arrêter la vape, assurez-vous que vous êtes bien stabilisé dans votre nouvelle vie sans tabac. Laissez passer tranquillement au minimum 3 mois sans cigarette avant d'envisager d'arrêter. Passé ces 3 mois, vous pourrez commencer à diminuer votre dosage, mais de très peu dans un premier temps : 1, 2 ou 3 mg maximum (en fonction de votre ressenti). Quand vous aurez ainsi diminué le dosage, faites un palier d'au minimum 1 mois avant d'envisager de procéder à une nouvelle diminution.

Une fois que vous serez arrivé à 0 mg, continuez la vape au moins 1 à 3 mois sans rien changer à vos habitudes. Puis après ce laps de temps, vous pourrez commencer à remplacer la gestuelle de la vape par autre chose.

« Demandez de l'aide non pas parce que vous êtes faible, mais parce que vous voulez rester fort. »

Les Brown

Beaucoup de gens considèrent l'utilisation de substituts nicotiniques comme une faiblesse, une tricherie. Mais en réalité, c'est tout le contraire ! Demander de l'aide pour arrêter de fumer montre que vous êtes assez fort pour reconnaître que vous avez besoin d'une aide extérieure. En utilisant les substituts, vous pouvez rester concentré sur votre objectif, rester engagé tout au long de votre processus d'arrêt.

Mission 4 : Je passe à l'action

C'est le moment de **prendre rendez-vous chez votre médecin généraliste** (ou chez l'un des professionnels de santé qui peuvent prescrire les substituts nicotiniques), voir page 27. Les délais pouvant être longs, faites-le maintenant ! Posez le livre et téléphonez. Ne reportez pas ce rendez-vous, il est important ! Et si ce n'est pas l'heure d'appeler, prenez votre rendez-vous par Internet, ou sinon collez un énorme post-it « RDV médecin ». Cette consultation sera aussi l'occasion de faire **un bilan de santé**. Avant l'arrêt du tabac, c'est important. Si vous faites le choix de la vape, allez dans une boutique de vape, et **achetez tout ce qu'il vous faut**.

Mission 5 : Je gère mon stock de cigarettes

C'est un facteur clé de réussite. Il est possible que vous ayez accumulé un certain nombre de paquets à la maison ou au travail, et cela pourrait vous inciter à les fumer le jour J de l'arrêt ou bien à repousser votre date d'arrêt, ou encore à continuer d'en fumer quelques-unes même après votre arrêt. Pour éviter cela, **débarrassez-vous des cigarettes qui vous restent**. Et s'il faut en racheter, faites-le au fur et à mesure. Pas de stock !

J-7

Je teste ma dépendance psycho-comportementale

Maintenant que vous avez évalué votre dépendance physique au tabac, il est temps de vous pencher sur votre dépendance psycho-comportementale. En effet, fumer est souvent lié à des habitudes, des situations ou des émotions qui vous poussent à allumer une cigarette. Il est important de comprendre quels sont ces facteurs qui vous incitent à fumer, afin de mieux préparer votre stratégie pour arrêter.

Mission 1 : Je passe le test de Horn

ENTOUREZ LE CHIFFRE CORRESPONDANT

5 Toujours 4 Souvent 3 Moyennement 2 Parfois 1 Jamais

a	Les cigarettes m'aident à rester éveillé, concentré, efficace	5	4	3	2	1
b	C'est agréable de tenir une cigarette entre les doigts	5	4	3	2	1
c	Fumer est pour moi une détente	5	4	3	2	1
d	J'allume une cigarette quand je suis soucieux, contrarié	5	4	3	2	1
e	Quand je n'ai plus de cigarettes, je cours en acheter	5	4	3	2	1
f	Je ne remarque même plus quand je fume, c'est tout à fait automatique	5	4	3	2	1
g	Je fume pour me donner du courage, pour me mettre en forme	5	4	3	2	1
h	Le simple fait d'allumer une cigarette procure aussi du plaisir	5	4	3	2	1
i	Il y a une quantité de plaisirs dans l'acte de fumer	5	4	3	2	1
j	Je fume quand je suis mal à l'aise ou quand je suis énervé	5	4	3	2	1
k	Je ne suis pas dans le coup quand je ne fume pas	5	4	3	2	1
l	J'allume une cigarette alors qu'une autre brûle dans le cendrier	5	4	3	2	1
m	Je fume pour retrouver mon entrain	5	4	3	2	1
n	J'ai du plaisir à regarder les volutes de la fumée	5	4	3	2	1

o	Je fume quand je me sens bien détendu	5 4 3 2 1
p	Je fume pour oublier quand j'ai le cafard	5 4 3 2 1
q	Quand je n'ai pas pu fumer pendant un moment, le désir devient irrésistible	5 4 3 2 1
r	Je constate parfois avec étonnement que j'ai une cigarette dans la bouche	5 4 3 2 1

FAITES LES TOTAUX COMME INDIQUÉ

Le décompte des points s'effectue en regroupant les questions trois par trois en six catégories (stimulation, plaisir du geste, relaxation, anxiété-soutien, besoin absolu, habitude acquise).

Stimulation :	a + g + m	=	....
Plaisir du geste :	b + h + n	=	....
Relaxation :	c + i + o	=	....
Anxiété - Soutien :	d + j + p	=	....
Besoin absolu :	e + k + q	=	....
Habitude acquise :	f + l + r	=	....

DÉCRYPTEZ VOS RÉSULTATS

Un total de plus de 10 dans une catégorie indique qu'il s'agit d'une **raison majeure qui vous pousse à fumer**. C'est une bonne indication pour vous aiguiller vers les leviers sur lesquels vous devrez agir en priorité pour arrêter de fumer.

Stimulation > 10

Oui, vous pouvez avoir la sensation que la cigarette vous stimule, car la nicotine présente dans le tabac agit comme un stimulant pour votre système nerveux central. Cependant, il est important de comprendre que cet effet de la nicotine n'est que **temporaire**, et qu'il est souvent suivi d'une **sensation de fatigue** due au monoxyde de carbone. Il existe de nombreuses alternatives pour stimuler votre corps et votre esprit sans avoir à recourir à la cigarette. En voici quelques-unes (je les détaillerai dans les jours à venir).

Je vous conseille de tester différentes méthodes pour trouver ce qui fonctionne le mieux pour vous !

→ **L'exercice physique :** il libère des endorphines, des hormones qui procurent une sensation de bien-être et de bonheur.

→ **La méditation :** elle peut améliorer votre concentration.

→ **Les exercices de respiration :** ils permettent une oxygénation accrue et la production d'endorphines.

→ **Les activités que vous appréciez** (lire un livre, faire du jardinage, regarder un film ou passer du temps avec des amis).

Plaisir du geste > 10

Nous en parlerons plus en détail dans l'outil « Comment s'occuper les mains et la bouche » (page 55), mais sachez qu'il va falloir **réapprendre à votre corps à fonctionner différemment**. Il existe plusieurs options que vous pouvez essayer pour remplacer le plaisir du geste de la cigarette.

→ **Les substituts nicotiniques :** pour soulager les symptômes de manque.

→ **La vape :** une alternative au geste de la cigarette.

→ **Des objets de substitution :** à manipuler pour remplacer le geste de la cigarette (stylo, paille, balle anti stress...).

→ **Une nouvelle habitude :** une autre activité qui vous apporte du plaisir (prendre une pause et respirer profondément, boire de l'eau ou faire des étirements, mâcher un chewing-gum...).

Certains fumeurs peuvent avoir besoin de temps pour se débarrasser du plaisir du geste, c'est pourquoi il faut **être patient et persévérant**.

Relaxation > 10

Fumer est chez vous une habitude conditionnée : votre cerveau associe le fait de fumer à des situations ou à des émotions spécifiques, telles que le plaisir de se détendre. Ces associations peuvent devenir si fortes que toutes les situations de détente déclenchent automatiquement l'envie de fumer, même lorsque vous n'en avez pas besoin.

→ **Il faudra donc travailler le déconditionnement :** le fait que c'est le moment de détente lui-même qui est agréable et relaxant (ex. : la plage), pas la cigarette.

Anxiété-soutien > 10

Commençons par débunker l'idée que la cigarette vous aide à combattre l'anxiété ou les difficultés émotionnelles : c'est complètement faux ! **La nicotine est un stimulant, et fumer accélère le rythme cardiaque.** Comment voulez-vous être plus calme avec un cœur qui bat plus vite ? Bien que fumer puisse vous procurer une sensation de soulagement à court terme, cette réponse au stress est en réalité nocive pour la santé globale. Il s'agit uniquement du soulagement du manque physique.

Il est important de se rappeler que fumer n'est pas une méthode saine pour gérer le stress ou pour se relaxer, et qu'il existe de nombreuses autres techniques plus efficaces pour aider à gérer le stress.

→ Vous pouvez essayer la méditation, l'exercice physique ou la respiration profonde.

Besoin absolu > 10

Il s'agit ici de votre **dépendance physique**, que nous avons déjà analysée avec le test de Fagerström (J–9 page 21). Je ne reviendrai donc pas sur ce point (sauf pour vous rappeler de prendre rendez-vous chez votre médecin).

Habitude acquise > 10

Au fil du temps, **vous avez créé des routines avec vos cigarettes** : je bois un café = j'allume une cigarette ; je finis un repas = j'allume une cigarette, etc.

→ Il va donc falloir reprogrammer votre façon de faire.

Les 3 premières semaines peuvent être un peu difficiles, mais après vous verrez, vous n'y penserez même plus.

Changer ses habitudes est une partie importante du processus d'arrêt du tabac, c'est pourquoi la journée de demain est consacrée à ce chantier.

Mission 2 : Dressez votre profil de fumeur

À présent, vous commencez à comprendre quel type de fumeur vous êtes. Je vous propose de faire ici un récapitulatif de vos deux tests.

TEST DE FAGERSTRÖM : ENTOUREZ LE PROFIL QUI VOUS CORRESPOND

1 Pas du tout dépendant à la nicotine	2 Un peu dépendant à la nicotine	3 Moyennement ou beaucoup dépendant à la nicotine
→ Je n'ai pas besoin de substituts nicotiniques.	→ J'aurai besoin de substituts nicotiniques sous formes orales si les envies de fumer sont trop fortes. **Ou/et** d'une vape avec ou sans nicotine en fonction des dosages des substituts.	→ Des substituts nicotiniques sont indispensables à ma réussite : patch + formes orales. **Ou/et** une vape avec ou sans nicotine en fonction des dosages des substituts.

TEST DE HORN : ENTOUREZ LES DOMAINES À TRAVAILLER

Il s'agit des domaines pour lesquels le total obtenu est supérieur à 10.

STIMULATION
ANXIÉTÉ
RELAXATION
PLAISIR DU GESTE
BESOIN ABSOLU
SOUTIEN
HABITUDE ACQUISE

Le fait de mieux vous connaître va vraiment vous aider pour votre arrêt. D'ailleurs si vous avez déjà tenté d'arrêter de fumer, peut être commencez-vous à comprendre pourquoi vous n'avez pas réussi jusqu'à présent...

« Connais ton ennemi et connais-toi toi-même, et tu pourras combattre cent batailles sans désastre. »

Sun Tzu

En connaissant à la fois votre ennemi (votre dépendance au tabac) et vous-même, vous serez mieux préparé pour surmonter les obstacles qui se dressent sur votre chemin. Maintenant que vous avez compris quel est votre type de dépendance (physique, comportementale ou psychologique), vous allez pouvoir élaborer une stratégie efficace pour y faire face.

J-6

Je prends conscience de mes habitudes

Certains moments clés de la journée sont associés à des déclencheurs d'envie de fumer. En mettant en place de nouvelles habitudes, vous pourrez neutraliser ces déclencheurs et réduire le risque de rechute. Vous vous construirez une nouvelle routine d'ex-fumeur, ce qui peut être crucial pour maintenir votre arrêt du tabac à long terme.

Mission 1 : Je remplis mon journal de fumeur

Avant de tout changer, il va falloir prendre le temps de faire le point sur vos habitudes et remplir ce journal sur 2 jours :

– Une journée de travail.

– Une journée de week-end.

J-6

MA JOURNÉE D

Heure	Situation	Envie	Humeur
(7h30)	(au réveil)	(5/5)	Morose

J-6

SEMAINE TYPE

Heure	Situation	Envie	Humeur
(7h30)	(au réveil)	(5/5)	Morose

Aujourd'hui, j'ai fumé .... cigarettes.

J-6

MA JOURNÉE D

Heure	Situation	Envie	Humeur
(7h30)	(au réveil)	(5/5)	Morose

WEEK-END TYPE

J-6

Heure	Situation	Envie	Humeur
(7h30)	(au réveil)	(5/5)	Morose

Aujourd'hui, j'ai fumé .... cigarettes.

En remplissant les tableaux de la double page précédente, vous allez prendre conscience du nombre de cigarettes que vous fumez chaque jour. Et surtout, vous disposerez des outils pour mieux comprendre **les raisons et les situations qui vous poussent à fumer**. Cela vous permettra de choisir une stratégie d'arrêt personnalisée, adaptée à votre propre tabagisme.

En modifiant vos habitudes, vous pourrez **éviter les déclencheurs et ainsi réduire le risque de rechute**. Par exemple, si vous aviez l'habitude de fumer une cigarette avec votre café du matin, vous pouvez prendre une douche ou remplacer le café par un thé pour créer une nouvelle routine. Nous aborderons ces moments clés de la journée au fil du programme et des outils, pour que justement vous puissiez mettre en place ces nouvelles habitudes.

Vive les TCC !

Pour vous aider à modifier vos habitudes avec la cigarette, vous pouvez faire appel aux thérapies cognitives et comportementales (TCC), qui sont une méthode de traitement psychologique utilisée dans le cadre de l'arrêt du tabac. Ces thérapies visent à aider les fumeurs en identifiant les pensées, les comportements et les émotions qui les incitent à fumer, ainsi qu'à leur apprendre des compétences pour les gérer. Les TCC sont généralement pratiquées par les psychiatres ou les psychologues. Vous pouvez vous renseigner auprès de l'Association française de thérapie comportementale et cognitive.

Mission 2 : J'apprends la règle des 2-3 minutes

Quand vous allumez une cigarette, parfois vous le faites sans même vraiment vous en rendre compte, car c'est devenu un automatisme.

Dès aujourd'hui, je vous propose donc de **remettre du conscient dans votre action de fumer**. À chaque fois que vous aurez envie de fumer, attendez 2 à 3 minutes avant de prendre la cigarette que vous convoitez.

Après le repas par exemple, n'allumez pas votre cigarette tout de suite. Attendez 2 à 3 minutes, en faisant autre chose : brossez-vous les dents, prenez un chewing-gum…

Si au bout des 2 à 3 minutes l'envie de fumer est toujours là, alors fumez. En revanche, si l'envie est passée, eh bien tant mieux : vaquez à vos occupations habituelles jusqu'à la prochaine envie. Cette étape est temporaire… **L'envie de fumer s'estompera au fil du temps.**

Appliquez cette technique dès maintenant !

« Le changement est la loi de la vie. Et ceux qui ne regardent que le passé ou le présent sont certains de manquer l'avenir. »

John F. Kennedy

Pour réussir, il est souvent nécessaire de sortir de sa zone de confort et d'adopter de nouvelles habitudes. Cela peut s'appliquer à l'arrêt du tabac. En acceptant le changement et en travaillant activement à changer vos habitudes, vous pouvez atteindre votre objectif de devenir non-fumeur et améliorer votre santé à long terme.

J-5

Mes solutions pour pallier l'envie

Une envie de fumer ne dure que 2 à 3 minutes si l'on est correctement substitué en nicotine. Donc afin de ne pas céder à la tentation, il va falloir apprendre, pendant ces quelques minutes, à vous occuper. Et au fil du temps, ces envies deviendront moins fréquentes et moins intenses.

Mission 1 : Je prépare mon plan d'action

1 J'attends 2 à 3 minutes.

Voici quelques idées à mettre en place pour vous occuper pendant ce laps de temps. À vous d'en ajouter et de personnaliser cette liste selon vos envies.

- ◯ Je m'occupe les mains pour remplacer le geste de la cigarette (stylo, balle antistress, bracelet de perles, origami...).
- ◯ J'écoute les deux audios préparés en J-10 et J-9 (pages 18 et 23).

- ◯ Je m'occupe l'esprit avec des activités qui me plaisent (lecture, mots croisés ou sudokus, musique, appli de mini-jeux sur mon téléphone, promenade).
- ◯ Je m'occupe la bouche avec une alternative saine à la cigarette (brossage de dents, pomme, carotte, eau, chewing-gum sans sucre...).
- ◯ Je pratique des techniques de relaxation (respiration abdominale, yoga, sophrologie, méditation, activité physique...).
- ◯ ……………………………………………
- ◯ ……………………………………………
- ◯ ……………………………………………

2 Si l'envie ne passe pas, vous pouvez prendre une cigarette, puisque vous êtes encore dans votre période de préparation. Mais attention : lorsque vous serez entré dans la phase arrêt, ce ne sera plus le cas ! Vous pourrez alors opter pour une forme orale de nicotine, en relisant au besoin la partie qui détaille leur mode d'emploi dans la mission 2 du J-8 (page 28).

3 Si même après la forme orale l'envie est toujours là, vous pourrez toujours avoir recours au 39 89. C'est la ligne de Tabac Info Service. Elle permet de demander à parler gratuitement à un tabacologue qui pourra faire le point avec vous afin de savoir si votre envie est physique, psychologique ou comportementale.

« Un objectif sans plan n'est qu'un souhait. »

Antoine de Saint-Exupéry

En ayant un plan d'action clair et en prenant des mesures concrètes pour atteindre votre objectif, vous pouvez transformer votre souhait en une réalité tangible et atteignable. En d'autres termes, un objectif sans plan n'est qu'un souhait, mais un objectif avec un plan d'action est une opportunité de réalisation concrète.

Mission 2 : J'achète ce dont j'ai besoin

Pour pouvoir vous occuper pendant les 2 à 3 minutes d'envie de cigarette, vous allez peut-être devoir faire quelques emplettes…

PETITS OBJETS À EMPORTER PARTOUT

- ◯ Un stylo de préférence 4 couleurs, comme ça vous pouvez jouer avec les taquets.
- ◯ Une balle antistress.
- ◯ Un bracelet de perles.
- ◯ Des feuilles pour les origamis (pensez à télécharger des tutos sur Internet ou achetez un livre dédié à cet art).
- ◯ Un mini casse-tête.
- ◯ Un livre.

◯ ……………………………………………

◯ ……………………………………………

◯ ……………………………………………

J-4

Je mobilise mes soutiens

N'oubliez pas que vous n'êtes pas seul dans votre lutte pour arrêter de fumer. Utilisez toutes les sources de soutien et d'encouragement possibles pour vous aider à atteindre votre objectif !

Mission 1 : Je fais le planning de mes personnes ressources

Afin de rester motivé et de surmonter vos envies de fumer, il va falloir vous entourer au maximum pour vous sentir soutenu.

Parlez de votre décision d'arrêter de fumer aux membres de votre famille et à vos amis et **mettez-les à contribution pour vous soutenir pendant 30 jours**. Faites une liste de 10 à 30 personnes et répartissez-les sur votre premier mois d'arrêt.

Dans le tableau de la page suivante, notez le prénom de chaque personne (une même personne peut donc apparaître plusieurs fois).

MES SOUTIENS

J1	J2	J3
J4	J5	J6
J7	J8	J9
J10	J11	J12
J13	J14	J15
J16	J17	J18
J19	J20	J21
J22	J23	J24
J25	J26	J27
J28	J29	J30

Soyez indulgent… et persévérant !

Ne vous attendez pas à ce que tous les membres de votre entourage soient enthousiastes à l'idée de vous aider. Il est important de se rappeler que tout le monde n'est pas prêt à apporter un soutien positif et que cela ne doit pas être une raison pour abandonner son objectif d'arrêter de fumer.

Mission 2 : Je cherche d'autres formes d'aide

Les pistes sont multiples…

→ **Les groupes de soutien sur Facebook.** Ces groupes peuvent vous aider à rester motivé et vous donner des conseils pour faire face aux envies de fumer. Il en existe une multitude, mais en voici deux administrés par des tabacologues :

- Je ne fume plus #JNFP l'asso.
- Entraide Tabac : arrêter de fumer ensemble !

→ **Les professionnels de santé.** Il peut s'agir de votre médecin, à qui vous avez demandé l'ordonnance de substituts, mais aussi de votre infirmier, de votre dentiste, de votre kinésithérapeute, de votre sage-femme, de votre psychologue, de votre diététicien…

→ **Tabac Info Service.** C'est la ligne d'assistance téléphonique gratuite en France pour les personnes qui souhaitent arrêter de fumer. Vous pouvez les contacter au 39 89 pour obtenir du soutien et des conseils d'un tabacologue. N'attendez pas la rechute pour téléphoner. Si vous êtes dans un autre pays, sachez qu'il existe des équivalents (en Belgique : Tabacstop au 0800 111 00 ; en Suisse : Stop-Tabac au 0848 000 181).

→ **Les applications pour arrêter de fumer.** Leurs avantages sont nombreux. Tout d'abord, elles peuvent vous aider à suivre votre progression en vous indiquant le nombre de jours sans fumer, les économies réalisées, et même le nombre de cigarettes que vous avez évitées. Elles offrent également des conseils personnalisés sur la façon de surmonter les envies de fumer, par des techniques telles que la respiration profonde et la méditation.

Mission 3 : Je préviens mes personnes ressources

Les personnes à qui vous avez attribué une ou plusieurs dates dans le tableau précédent devront **vous envoyer un petit SMS ou bien vous téléphoner pour vous encourager** dans votre arrêt à la date que vous avez choisie.

Voici un exemple de message que vous pouvez leur envoyer pour les prévenir.

Je vais arrêter de fumer le .... Cette fois-ci, je mets toutes les chances de mon côté, mais j'ai besoin de soutien. Je vais avoir besoin d'un maximum d'encouragements et j'ai pensé à toi ! Pour cela accepterais-tu de m'envoyer un SMS le .... ou les .... pour me soutenir ou m'encourager ?

« Si tu veux aller vite, marche seul. Si tu veux aller loin, marche avec les autres. »

Proverbe africain

Si vous voulez arrêter de fumer rapidement, vous pouvez peut-être le faire seul. Mais si vous voulez arrêter définitivement et avec succès, vous aurez besoin du soutien de vos proches et de ceux qui vous entourent pour vous aider à traverser les moments difficiles.

J-3

Je m'imagine en non-fumeur

Dans 3 jours, vous serez un ex-fumeur ! Je vous invite à vous projeter dans cette nouvelle vie... Tout d'abord pour imaginer un scénario problématique qui vous permettra de mieux anticiper les solutions que vous pourrez y apporter. Puis (plus plaisant...) pour songer à tous les bénéfices financiers que vous tirerez de votre arrêt.

Mission 1 : Je m'imagine en train de craquer

Tout d'abord, si vous sentez que vous êtes sur le point de craquer, il faudra vous rappeler que vous avez un plan d'action (J-5 page 50). Je vous invite à le relire, car c'est important de vous en imprégner et de bien en connaître toutes les étapes.

Je résume... Si vous avez envie de fumer :

1. **Attendez 2 à 3 minutes** en vous occupant avec ce que vous avez défini : exercice de respiration, jeux, audios...
2. **L'envie n'est pas passée ?** Prenez une forme orale de nicotine.
3. **Si, même après la forme orale, l'envie est toujours là**, et que cela ne passe pas, téléphonez au 39 89.

J-3

Je vous rappelle que dans 3 jours, vous serez non-fumeur, ce qui signifie que vous n'aurez plus de cigarettes chez vous ! Si vous craquez, c'est donc que vous aurez demandé une cigarette à quelqu'un. Suite à cet écart, surtout n'allez jamais au bureau de tabac racheter un paquet, sinon vous le finirez et vous considérerez que votre arrêt est fichu.

S'il vous arrive de craquer pour une cigarette, **surtout ne culpabilisez pas et ne tombez pas dans le « foutu pour foutu »** ! Vous vous apprêtez à relever un défi difficile et ce projet peut nécessiter plusieurs essais avant l'arrêt complet. Voici donc quelques étapes que vous pourrez suivre pour vous aider à surmonter cette rechute :

1. **Rappelez-vous que c'est normal de faire des erreurs.** Personne n'est parfait et personne ne réussit du premier coup. Vous pouvez utiliser cette expérience pour apprendre et grandir.
2. **Analysez ce qui a causé votre envie de fumer.** Était-ce le stress ou une situation sociale difficile ? En identifiant les déclencheurs, vous pourrez mieux vous préparer pour les éviter ou les gérer à l'avenir.
3. **Reprenez votre plan d'action en J-5** (pages 50 et 51) et regardez ce que vous auriez pu faire pour ne pas craquer.
4. **Remettez-vous en arrêt immédiatement !** Ne vous dites surtout pas : « Foutu pour foutu, je continue à fumer. »
5. **Rappelez immédiatement la ligne de Tabac Info Service** et demandez à parler à un tabacologue.
6. **N'abandonnez pas !** Rappelez-vous que chaque tentative vous rapproche de votre objectif final. Avec de la patience et de la persévérance, vous réussirez.

Et si je fume encore quelques cigarettes ?

Si vous voyez que malgré tous vos efforts, vous fumez encore quelques cigarettes, il ne faudra **pas vous décourager** mais plutôt essayer d'en comprendre les raisons.

1. **Si vous avez des cigarettes sur vous ou chez vous**, il faudra commencer par vous demander pourquoi. Vous le savez, la meilleure option pour éviter de craquer est de les jeter. Mieux vaudra donc les détruire physiquement. Cela peut être une manière symbolique de montrer votre engagement dans votre démarche d'arrêt du tabac.
2. **Je vous conseille ensuite de vous reposer la question de la substitution**. Il sera peut-être nécessaire de refaire le point avec un tabacologue en consultation ou sur Tabac Info Service.
3. **Enfin, il sera sans doute utile de vous interroger à nouveau sur vos habitudes.** Si vous avez du mal, vous pourrez en parler à un professionnel des thérapies cognitives et comportementales.

Mission 2 : J'anticipe les économies réalisées

Arrêter de fumer est l'une des décisions les plus sages que vous puissiez prendre pour votre santé, mais aussi **pour votre portefeuille**.

Imaginez que vous achetiez un paquet de cigarettes tous les jours au prix de 10 euros.

→ **En 1 semaine, vous économiserez 70 euros,** soit suffisamment pour vous offrir une séance de massage, un dîner au restaurant ou un bouquet de fleurs.

→ **En 1 mois, vous économiserez 300 euros,** soit suffisamment pour vous offrir un week-end à la campagne, un nouveau vêtement ou un objet de décoration pour votre maison.

→ **En 3 mois, vous économiserez 900 euros,** soit suffisamment pour vous offrir un voyage de quelques jours à l'étranger.

→ **En 6 mois, vous économiserez 1 800 euros,** soit suffisamment pour acheter un nouvel ordinateur portable ou pour vous offrir un vélo électrique.

→ **En 1 an, vous économiserez 3600 euros,** soit suffisamment pour vous offrir un voyage de plusieurs semaines à l'étranger ou pour réaliser un gros investissement comme l'achat d'une voiture.

Mission 3 : J'établis mon bilan annuel

FAITES VOS CALCULS !

Mon paquet coûte : .... euros

Chaque jour j'ai dépensé : .... euros

Chaque mois j'ai dépensé : .... euros

Chaque année j'ai dépensé : .... euros

Écrivez cette somme sur trois Post-it, et mettez-en un :

→ sur la porte du réfrigérateur,

→ sur le miroir de la salle de bains,

→ dans votre portefeuille, proche de la carte bleue si possible.

FAITES VOTRE BUDGET PRÉVISIONNEL.

Notez comment vous allez dépenser cet argent.

J'ai un budget (correspondant à mes économies sur une année) de .... euros.

Avec cette somme, je vais m'offrir :

→ .... à .... euros

→ .... à .... euros

→ .... à .... euros

Pour tenir ce budget prévisionnel, il sera important de mettre l'argent économisé de côté. Je vous conseille donc soit d'ouvrir un compte dédié, soit de recourir, à l'ancienne, à la bonne vieille tirelire qui ne s'ouvre pas… et qu'il faudra casser pour récupérer l'argent le moment venu.

N'oubliez pas que chaque cigarette que vous n'achetez pas est un pas de plus vers une vie plus saine et plus riche. Gardez cette somme en tête et laissez-la vous motiver à poursuivre votre chemin vers l'arrêt du tabac. Vous serez étonné de voir à quel point vous pouvez économiser et vous récompenser avec des choses qui ont vraiment de la valeur pour vous.

J-3

« Un sou économisé est un sou gagné. »

Benjamin Franklin

Cette phrase rappelle qu'il est important d'économiser de l'argent et que chaque petite économie peut finir par faire une grande différence. Elle vous encourage à vous concentrer sur les économies que vous réalisez en arrêtant de fumer et à envisager comment vous pouvez utiliser cet argent pour améliorer votre qualité de vie.

J-2

Je prépare mon chez moi

Avant de vous lancer, il est essentiel de vous préoccuper de votre environnement intérieur, c'est-à-dire de votre « chez vous ». Procéder à quelques changements peut vous aider à réussir votre arrêt du tabac en réduisant les tentations et les rappels associés à la cigarette.

Mission 1 : Je fais un grand ménage

→ **Aérez votre logement** pour éliminer les odeurs de tabac.

→ **Faites un grand ménage :** nettoyez les tapis, les rideaux, les meubles et les surfaces pour éliminer la poussière et les dépôts de fumée.

→ **Débarrassez-vous des cendriers.**

→ **Éliminez les objets liés au tabac.** Jetez ou cachez les briquets, les allumettes, et ne gardez que les cigarettes pour aujourd'hui et demain.

→ **Stockez des collations saines** pour éviter de compenser avec la nourriture : des pommes, des graines oléagineuses (noix, noisettes, amandes non salées), des carottes...

→ **Préparez des sources de distractions :** livres, jeux, musique ou autres activités pour vous occuper lorsque vous ressentirez une envie de fumer.

« La magie du rangement, c'est l'art de transformer votre intérieur en un lieu qui vous inspire calme, confiance et bonheur. »

Marie Kondo

Dans une démarche d'arrêt du tabac, la préparation de votre environnement peut aider à réduire les distractions et les obstacles qui peuvent vous empêcher d'atteindre votre objectif. En créant un environnement propice à la réussite, vous vous sentirez plus motivé et mieux préparé.

Mission 2 : Je communique avec mon entourage proche

N'oubliez pas que votre entourage peut être un atout précieux. Voici donc quelques conseils pour le préparer à votre arrêt du tabac et mettre toutes les chances de votre côté.

1. **Informez les membres de votre famille, vos amis et vos collègues.** Parlez-leur de vos motivations, de vos craintes, des symptômes liés au sevrage, et demandez-leur du soutien et de la compréhension.

Si certaines personnes de votre entourage sont fumeurs :

→ **N'essayez pas de les convaincre** de se joindre à vous dans votre démarche. Si votre conjoint, colocataire ou autre n'est pas prêt à arrêter, demandez-lui de fumer à l'extérieur ou à la fenêtre, et de ne pas fumer devant vous. Prévoyez de prendre une forme orale de nicotine ou votre vape au moment où cette personne fumera.

→ **Soyez conscient des déclencheurs** et évitez ces situations autant que possible.

→ **N'oubliez pas vos motivations** pour arrêter de fumer et les avantages liés à cet arrêt.

2 **Prévoyez des activités à faire avec vos proches lorsque vous ne fumerez plus.** Il est important de réinventer les moments de convivialité que vous aviez l'habitude de partager avec votre entourage fumeur. Au lieu de fumer ensemble après le repas, buvez une tisane, jouez à un jeu de société… Le fait de maintenir ces moments de partage vous aidera à renforcer vos liens tout en vous distrayant et en vous éloignant de la tentation de fumer. Vous pourrez ainsi créer de nouveaux souvenirs positifs et enrichir vos relations.

3 **Impliquez votre entourage dans votre réussite.** Ils peuvent vous aider à rester motivé. Quoi de mieux qu'un mot gentil, un câlin, voire une étreinte quand on a envie de fumer ? Vous verrez que l'ocytocine que vous allez sécréter vous aidera à faire passer cette envie.

J-1

Je mets en place mon programme d'arrêt personnalisé

Le jour fatidique approche. Tout doit donc être prêt pour que votre première journée sans tabac se passe sans accroc. Mais rappelez-vous qu'il n'est jamais facile de changer ses habitudes, alors prévoyez de toujours rester patient, persévérant et bienveillant envers vous-même.

Mission 1 : Je prépare le jour J

1. **Reprenez votre journal du fumeur** (voir pages 44-47) et identifiez les moments clés de la journée où l'envie de fumer risque d'être la plus forte. **Si nécessaire, refaites un planning.**

2. **Réfléchissez à des activités concrètes** à faire à chaque moment identifié pour remplacer la cigarette : aller se promener, boire un verre d'eau, mâcher un chewing-gum, prendre quelques grandes respirations, faire du yoga ou de la méditation.
3. **Pensez à la fréquence de ces activités pour la suite :** devrez-vous les faire une fois par jour, plusieurs fois par jour, ou seulement à certains moments de la semaine ? Établissez un horaire pour vos nouvelles activités de remplacement en fonction de votre emploi du temps.
4. **Essayez de ne pas laisser de place à l'improvisation**, car votre réflexe, c'est de fumer. Plus vous aurez planifié votre journée, moins vous aurez envie de fumer !
5. **Pour vous aider à maintenir cette nouvelle routine**, vous pouvez également écrire les activités de remplacement dans votre agenda.

Mission 2 : Je prépare mon planning d'arrêt du tabac sur 30 jours

C'est vous qui allez construire votre programme personnalisé d'arrêt en fonction de vos priorités et des difficultés que vous pensez rencontrer. Je vous invite à lire avec attention la liste de tous les outils qui se trouvent sur la double page suivante. Puis de les répartir dans le planning des pages 70-71. À vous de jouer !

LES OUTILS À M

A DISPOSITION

MON PLANNING

En fonction de vos besoins et de votre ressenti, organisez les outils disponibles dans l'ordre que vous souhaitez.

J1	
J2	
J3	
J4	
J5	
J6	
J7	Félicitations pour votre 1re médaille !
J8	
J9	
J10	
J11	
J12	
J13	
J14	Félicitations pour votre 2e médaille !
J15	

PERSONNALISÉ

J16	
J17	
J18	
J19	
J20	
J21	Félicitations pour votre 3e médaille !
J22	
J23	
J24	
J25	
J26	
J27	
J28	
J29	Félicitations, vous y êtes presque !
J30	Félicitations pour avoir passé 1 mois sans tabac !

30 jours
pour arrêter

Vous voici arrivé au cœur de votre défi ! Vous abordez maintenant votre premier mois sans tabac, et chaque jour représentera une étape de plus vers votre liberté. Vous allez découvrir un programme quotidien détaillé et personnalisé qui vous guidera tout au long de votre cheminement. Cette méthode progressive vous permettra d'ancrer de nouvelles habitudes saines pour remplacer la cigarette.
Rappelez-vous : c'est un style de vie plus sain, plus heureux et plus satisfaisant qui vous attend. Alors, prenez une grande inspiration et plongez dans ce nouveau chapitre plein de promesses et de découvertes.

J1

Mon outil

- Je remplis mon tracker J1.
- Je lis mon outil du jour et je réalise les missions qu'il contient.
- J'envoie un SMS à ma personne ressource.

Aujourd'hui, il s'agit de :

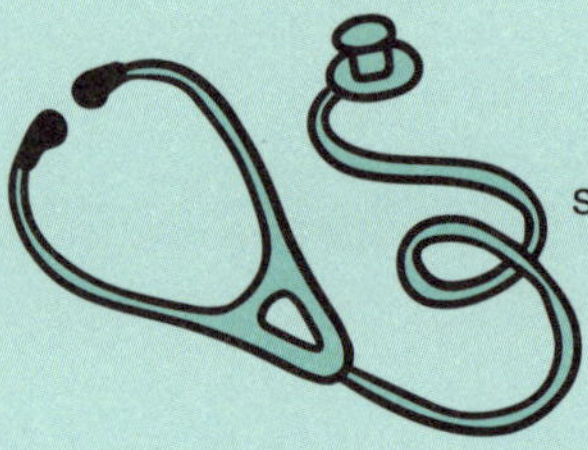

Après seulement 20 minutes sans fumer, mon rythme cardiaque et ma tension artérielle commencent à baisser.

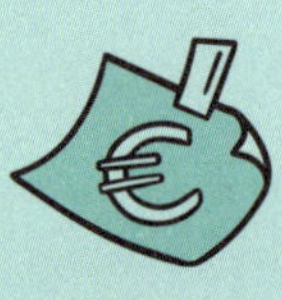

Aujourd'hui, j'économise .... €

Mon ressenti de la journée

J2

Mon outil

- [ ] **Je remplis mon tracker J2.**
- [ ] **Je lis mon outil du jour et je réalise les missions qu'il contient.**
- [ ] **J'envoie un SMS à ma personne ressource.**

Aujourd'hui, il s'agit de :

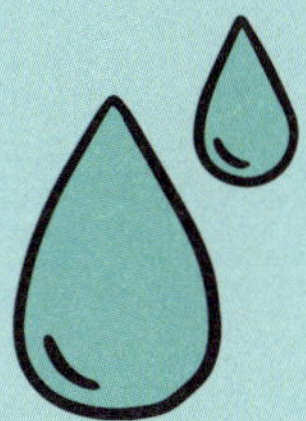

Mon taux de monoxyde de carbone dans le sang est revenu à la normale.

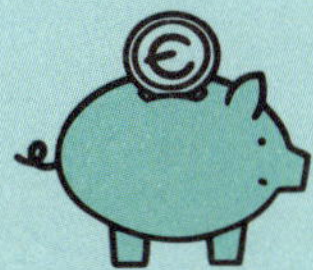

Aujourd'hui, j'économise

€

Mon ressenti de la journée

J3

Mon outil

- **Je remplis mon tracker J3.**
- **Je lis mon outil du jour et je réalise les missions qu'il contient.**
- **J'envoie un SMS à ma personne ressource.**

Aujourd'hui, il s'agit de :

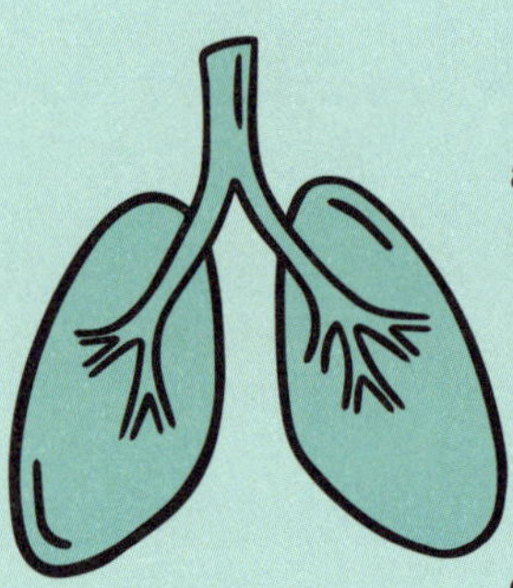

Mes poumons commencent à éliminer le mucus et les débris accumulés par la fumée, ce qui peut améliorer la respiration et réduire la toux. (Attention : chez certaines personnes, au début, il peut y avoir une accentuation de la toux, mais pas de panique, cela va s'améliorer.)

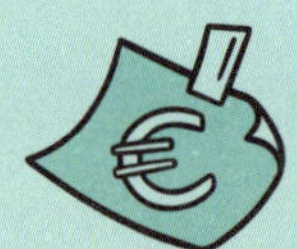

Aujourd'hui, j'économise

€

Mon ressenti de la journée

J3

Je fais le point

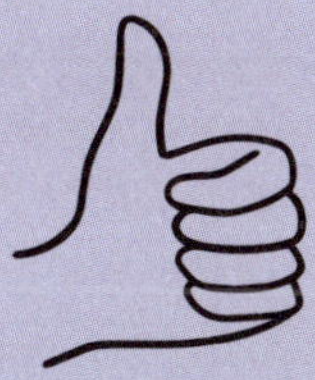

Voilà 3 jours que vous êtes en arrêt : c'est le moment de faire un premier bilan !

Comment cela se passe-t-il ?

- **Si vous êtes très nerveux, irritable, déprimé**, avec de fortes envies de fumer, c'est que vous êtes en manque de nicotine.
- **Si vous avez recours à des substituts,** il faut sûrement monter le dosage de 7 mg.
- **Si vous n'avez pas recours à des substituts,** peut-être faut-il, même si le test de dépendance (page 21) vous disait le contraire, retourner voir le J-8 « les substituts nicotiniques » (page 30) et ajuster le dosage dont vous avez besoin.

Si vous avez le moindre doute sur la substitution, faites le point avec un tabacologue de **Tabac Info Service au 39 89**.

J4

Mon outil

- ◯ **Je remplis mon tracker J4.**
- ◯ **Je lis mon outil du jour et je réalise les missions qu'il contient.**
- ◯ **J'envoie un SMS à ma personne ressource.**

Aujourd'hui, il s'agit de :

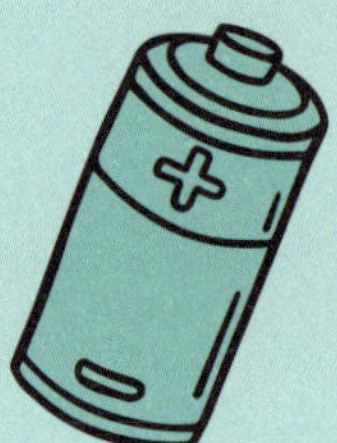

Ma circulation sanguine commence à s'améliorer, ce qui me donne plus d'énergie et m'aide à me sentir plus alerte.

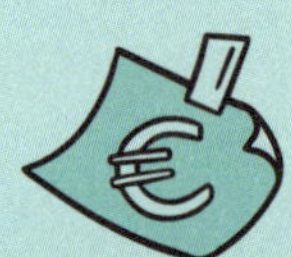

Aujourd'hui, j'économise .... €

Mon ressenti de la journée

J5

Mon outil

- Je remplis mon tracker J5.
- Je lis mon outil du jour et je réalise les missions qu'il contient.
- J'envoie un SMS à ma personne ressource.

Aujourd'hui, il s'agit de :

Mes papilles gustatives commencent à se régénérer, ce qui va améliorer le goût et l'odorat.

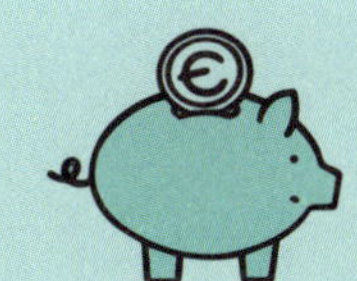

Aujourd'hui, j'économise .... €

Mon ressenti de la journée

Mon outil

- Je remplis mon tracker J6.
- Je lis mon outil du jour et je réalise les missions qu'il contient.
- J'envoie un SMS à ma personne ressource.

Aujourd'hui, il s'agit de :

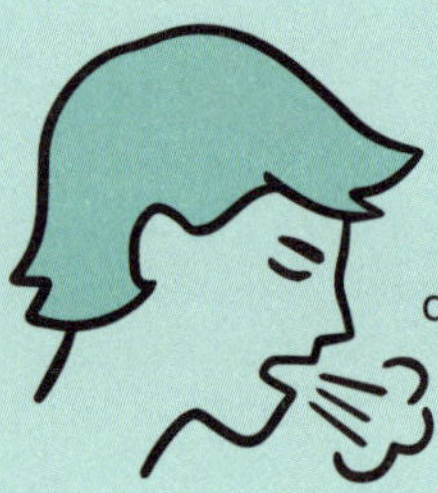

La toux et les autres symptômes de sevrage commencent à s'atténuer.

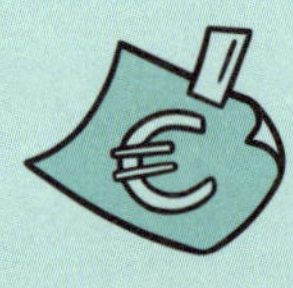

Aujourd'hui, j'économise

€

Mon ressenti de la journée

J7

Félicitations pour votre 1re médaille

C'est une étape importante pour votre santé et votre bien-être.

La première semaine est souvent la plus difficile, mais vous avez réussi à relever ce défi et cela mérite d'être célébré. Vous devez déjà commencer à ressentir les bienfaits de l'arrêt du tabac : une meilleure respiration, une amélioration de votre circulation sanguine et une augmentation de votre énergie. Si ce n'est pas le cas, pas de panique, cela ne va pas tarder !

Vous pouvez réellement être fier de vous : vous avez surmonté les symptômes de sevrage, tels que les fringales, l'irritabilité et l'anxiété, qui peuvent être parfois difficiles à gérer.

J7

Mon bilan à 1 semaine

- ◯ **Je remplis mon tracker J7.**
- ◯ **J'envoie un SMS à ma personne ressource.**

Aujourd'hui, il s'agit de :

....

Mission 1 : Je fais le point

Voilà 7 jours que vous êtes en arrêt : c'est le moment de faire un premier bilan ! Comment cela se passe-t-il ?

Si vous êtes très nerveux, irritable, déprimé, avec de fortes envies de fumer c'est que vous êtes en manque de nicotine.

→ **Si vous avez recours à des substituts**, il faut sûrement monter le dosage de 7 mg.

→ **Si vous n'avez pas recours à des substituts**, peut-être faut-il, même si le test de dépendance (page 21) vous disait le contraire, retourner voir le J-8 « les substituts nicotiniques » (page 30) et ajuster le dosage dont vous avez besoin.

Si vous avez le moindre doute sur la substitution, faites le point avec un tabacologue de **Tabac Info Service au 39 89**.

Mission 2 : Je reste motivé et concentré

Il est important de se rappeler que l'arrêt du tabac est un processus continu et que **chaque jour sans fumer est une victoire en soi**. Afin de ne pas céder aux sirènes de la nostalgie de votre période « fumeur », rappelez-vous ce que vous n'aimiez pas dans la cigarette.

Fumer, ça...

- ☐ ... coûte cher.
- ☐ ... laisse une mauvaise odeur sur les vêtements et dans les cheveux.
- ☐ ... rend les dents jaunes.
- ☐ ... laisse un mauvais goût dans la bouche.
- ☐ ... induit un risque accru de maladies.
- ☐ ... fait tousser fréquemment.
- ☐ ... entraîne une diminution de la capacité pulmonaire.
- ☐ ... rend la peau terne et la fait vieillir prématurément.
- ☐ ... rime avec dépendance.
- ☐ ... soumet à une forte pression sociale pour arrêter de fumer.
- ☐ ... oblige à sortir dans le froid
- ☐ ... entraîne un risque accru de problèmes de fertilité chez les hommes et les femmes.

- ☐ ....
- ☐ ....
- ☐ ....
- ☐ ....
- ☐ ....

Mission 3 : Je me récompense

C'est le moment de **relire votre budget prévisionnel**, et de décider quand vous allez pouvoir vous offrir votre premier cadeau.

Je pourrai m'offrir ……………………………………

le ……………………………………

« La victoire n'est pas remportée par celui qui commence le premier, mais par celui qui persiste jusqu'au bout. »

Proverbe africain

Le fait que vous avez déjà réussi à tenir une semaine sans cigarette est une excellente première étape, mais pour remporter la victoire finale contre la dépendance au tabac, vous devrez persévérer et continuer à résister à l'envie de fumer. Cela peut sembler difficile, mais en persistant, vous pouvez atteindre votre objectif de vivre sans tabac et profiter d'une existence plus saine et plus heureuse.

J8

Mon outil

- Je remplis mon tracker J8.
- Je lis mon outil du jour et je réalise les missions qu'il contient.
- J'envoie un SMS à ma personne ressource.

Aujourd'hui, il s'agit de :

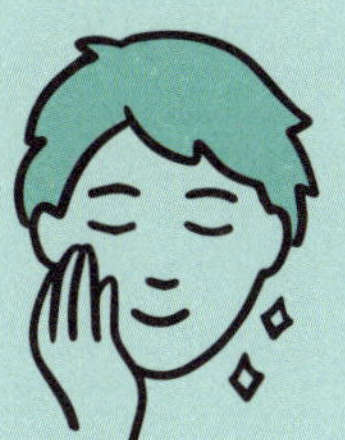

Ma peau commence à paraître plus saine, plus lumineuse et plus hydratée, car mon corps commence à éliminer les toxines.

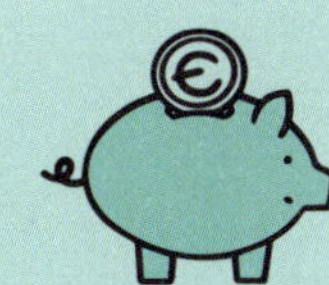

Aujourd'hui, j'économise ………… €

Mon ressenti de la journée

J9

Mon outil

- Je remplis mon tracker J9.
- Je lis mon outil du jour et je réalise les missions qu'il contient.
- J'envoie un SMS à ma personne ressource.

Aujourd'hui, il s'agit de :

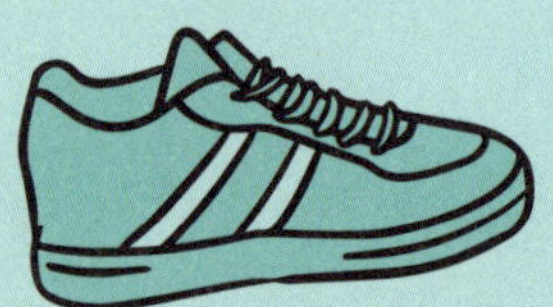

Ma capacité de faire de l'exercice physique s'améliore, car mes poumons sont de plus en plus efficaces.

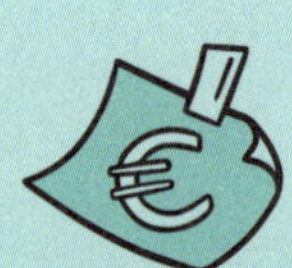

Aujourd'hui, j'économise .... €

Mon ressenti de la journée

J10

Mon outil

- Je remplis mon tracker J10.
- Je lis mon outil du jour et je réalise les missions qu'il contient.
- J'envoie un SMS à ma personne ressource.

Aujourd'hui, il s'agit de :

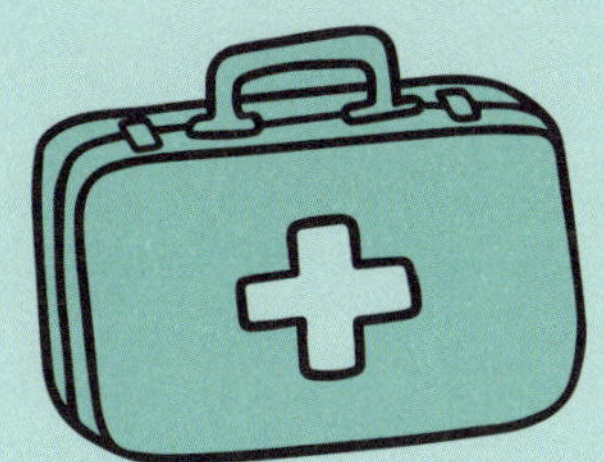

Mon risque d'AVC commence à diminuer, car ma circulation sanguine s'améliore.

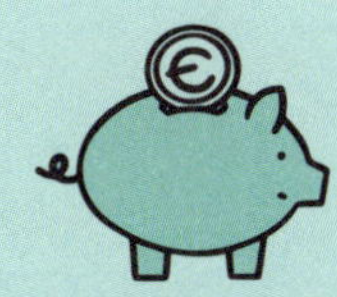

Aujourd'hui, j'économise

€

Mon ressenti de la journée

J11

Mon outil

✎ ……………………………………………

- ◯ **Je remplis mon tracker J11.**
- ◯ **Je lis mon outil du jour et je réalise les missions qu'il contient.**
- ◯ **J'envoie un SMS à ma personne ressource.**

Aujourd'hui, il s'agit de :

……………………………………………

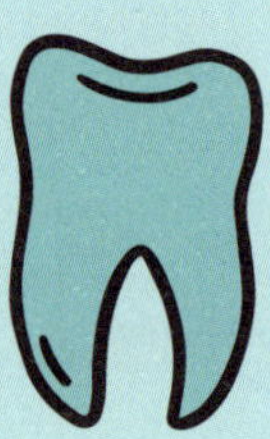

Mes dents et mes gencives commencent à se régénérer, réduisant ainsi le risque de caries et de maladies des gencives.

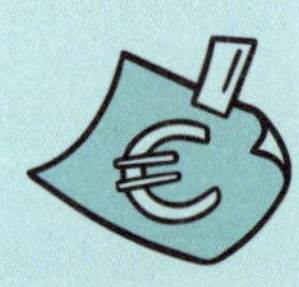

Aujourd'hui, j'économise

…………………… €

Mon ressenti de la journée

……………………………………………

……………………………………………

……………………………………………

……………………………………………

……………………………………………

……………………………………………

……………………………………………

J12

Mon outil

- Je remplis mon tracker J12.
- Je lis mon outil du jour et je réalise les missions qu'il contient.
- J'envoie un SMS à ma personne ressource.

Aujourd'hui, il s'agit de :

Mon risque d'infarctus du myocarde commence à diminuer, car mon cœur et mon système cardiovasculaire sont plus forts.

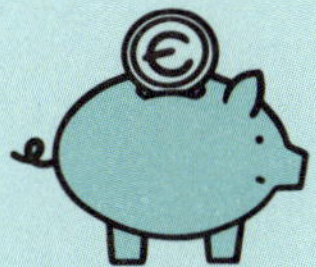

Aujourd'hui, j'économise .... €

Mon ressenti de la journée

J13

Mon outil

....

- ◯ **Je remplis mon tracker J13.**
- ◯ **Je lis mon outil du jour et je réalise les missions qu'il contient.**
- ◯ **J'envoie un SMS à ma personne ressource.**

Aujourd'hui, il s'agit de :

....

D'après une étude publiée dans le *New England Journal of Medicine*, en arrêtant de fumer, je peux espérer gagner environ 11 minutes d'espérance de vie par cigarette non fumée.

Avant je fumais .... cigarettes par jour

→ .... × 11 min × 13 j = ... minutes d'espérance de vie gagnées.

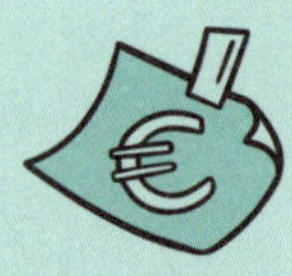

Aujourd'hui, j'économise

.... €

Mon ressenti de la journée

....

....

....

....

J14

Félicitations pour votre 2e médaille

Vous pouvez être fier de vous car les deux premières semaines sont souvent les plus difficiles !

Pendant les 14 premiers jours d'arrêt, votre corps et votre esprit s'habituent à vivre sans nicotine. Mais maintenant que vous avez atteint ce stade, vous êtes sur la bonne voie pour une vie sans tabac. Cependant, il est important de rester vigilant. Le désir de fumer peut encore se faire sentir, même après deux semaines, mais n'oubliez pas que chaque jour sans tabac est une victoire en soi.

J14

Mon bilan à 2 semaines

- ○ **Je remplis mon tracker J14.**
- ○ **J'envoie un SMS à ma personne ressource.**

Aujourd'hui, il s'agit de :

....

Pour commencer... deux chiffres encourageants

→ **Environ 9 à 10 %** des personnes qui ont arrêté de fumer pendant une semaine restent définitivement des non-fumeurs.

→ **Environ 16 à 17 %** des personnes qui ont arrêté de fumer pendant deux semaines restent définitivement des non-fumeurs.

Mission 1 : Je fais le point

Voilà 14 jours que vous êtes en arrêt, c'est le moment de faire un bilan ! Comment cela se passe-t-il ?

Si vous êtes très nerveux, irritable, déprimé, avec de fortes envies de fumer, c'est que vous êtes en manque de nicotine.

→ **Si vous avez recours à des substituts**, il faut sûrement monter le dosage de 7 mg.

→ **Si vous n'avez pas recours à des substituts**, peut-être vous en faut-il, même si cela fait 2 semaines que vous êtes en arrêt. Donc retournez sur l'outil J-8 « les substituts nicotiniques » (page 30) et regardez le dosage dont vous avez besoin.

→ **Si vous avez des nausées, mal à la tête...** C'est que le dosage de nicotine est trop fort, baissez-le de 7 mg.

Si vous avez le moindre doute sur la substitution, faites le point avec un tabacologue de **Tabac Info Service au 39 89**.

Mission 2 : Je relis les raisons qui m'ont poussé à arrêter de fumer

Ces raisons se trouvent page 14. Relisez également la liste dressée en J7 (page 83) sur tout ce que vous n'aimiez pas dans le tabac. Et comme dans ce livre on pratique la méthode Coué, je vous laisse récrire ici les 5 arguments les plus forts pour vous :

- [ ] ....
- [ ] ....
- [ ] ....
- [ ] ....
- [ ] ....

Mission 3 : Je liste les bénéfices de l'arrêt du tabac

Que vous ont apporté ces 2 semaines ? Respirez-vous mieux ? Toussez-vous moins ? Êtes-vous moins fatigué ? Avez-vous économisé de l'argent ?

À vous de dresser ci-dessous la liste des 5 avantages que vous trouvez à cet arrêt :

- ☐ ....
- ☐ ....
- ☐ ....
- ☐ ....
- ☐ ....

Mission 4 : Je me récompense

Pour célébrer votre réussite, vous pouvez **vous offrir quelque chose qui vous fait plaisir**. Cela vous donnera un petit coup de pouce pour continuer à avancer sur le chemin de l'abstinence tabagique. C'est le moment de relire votre budget prévisionnel, et de voir où vous en êtes dans vos cadeaux.

« Je ne regrette rien. »

Édith Piaf

Comme la chanson le dit, « non, rien de rien, non, je ne regrette rien », c'est-à-dire qu'il est important d'assumer pleinement sa décision d'arrêter de fumer et de ne pas laisser les tentations ou les difficultés vous faire regretter de l'avoir prise. Chaque jour d'abstinence est une réussite et doit être célébré, car il vous rapproche un peu plus de la liberté vis-à-vis de la dépendance à la nicotine.

J15

Mon outil

- [ ] Je remplis mon tracker J15.
- [ ] Je lis mon outil du jour et je réalise les missions qu'il contient.
- [ ] J'envoie un SMS à ma personne ressource.

Aujourd'hui, il s'agit de :

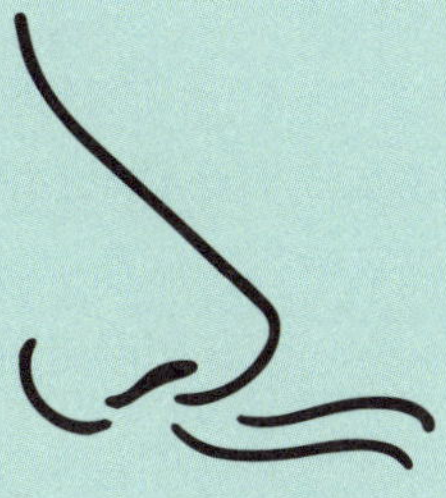

Mon système respiratoire continue de se remettre du tabagisme.
Ma respiration est plus facile, je tousse moins et je suis moins essoufflé.

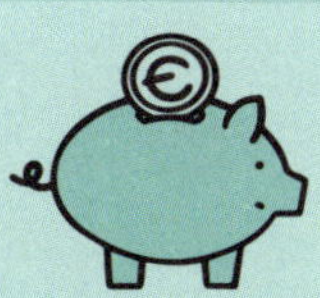

Aujourd'hui, j'économise

.... €

Mon ressenti de la journée

J16

Mon outil

- Je remplis mon tracker J16.
- Je lis mon outil du jour et je réalise les missions qu'il contient.
- J'envoie un SMS à ma personne ressource.

Aujourd'hui, il s'agit de :

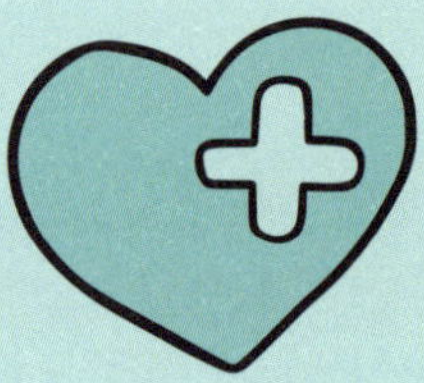

Le risque de développer une maladie pulmonaire chronique, comme la BPCO, commence à diminuer.

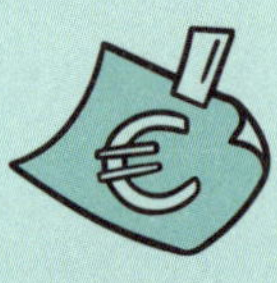

Aujourd'hui, j'économise

€

Mon ressenti de la journée

J17

Mon outil

....

- Je remplis mon tracker J17.
- Je lis mon outil du jour et je réalise les missions qu'il contient.
- J'envoie un SMS à ma personne ressource.

Aujourd'hui, il s'agit de :

....

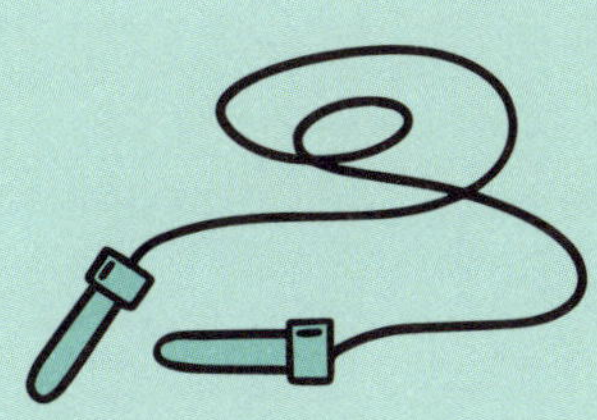

Ma capacité de faire de l'exercice et d'être physiquement actif continue de s'améliorer.

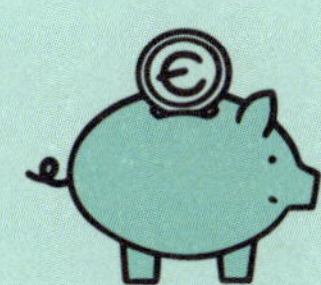

Aujourd'hui, j'économise

.... €

Mon ressenti de la journée

....

....

....

....

....

....

....

J18

Mon outil

- Je remplis mon tracker J18.
- Je lis mon outil du jour et je réalise les missions qu'il contient.
- J'envoie un SMS à ma personne ressource.

Aujourd'hui, il s'agit de :

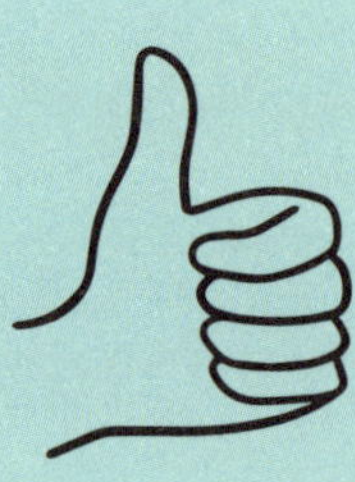

Les risques de cancer des poumons, de la bouche, de la gorge et de la vessie commencent à diminuer.

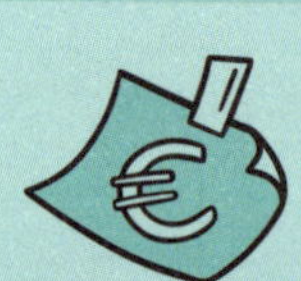

Aujourd'hui, j'économise ………… €

Mon ressenti de la journée

J19

Mon outil

- Je remplis mon tracker J19.
- Je lis mon outil du jour et je réalise les missions qu'il contient.
- J'envoie un SMS à ma personne ressource.

Aujourd'hui, il s'agit de :

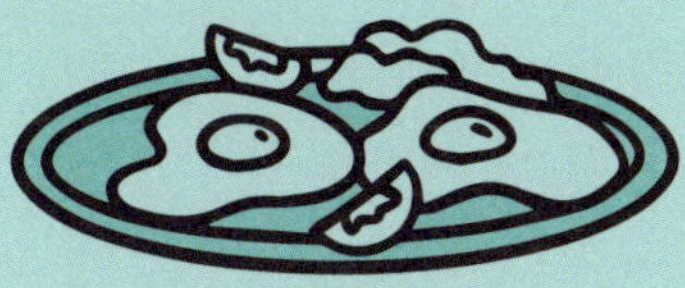

Ma digestion et mon transit s'améliorent.

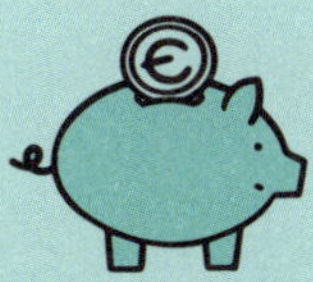

Aujourd'hui, j'économise .... €

Mon ressenti de la journée

J20

Mon outil

- Je remplis mon tracker J20.
- Je lis mon outil du jour et je réalise les missions qu'il contient.
- J'envoie un SMS à ma personne ressource.

Aujourd'hui, il s'agit de :

La libido et les performances sexuelles peuvent s'améliorer.

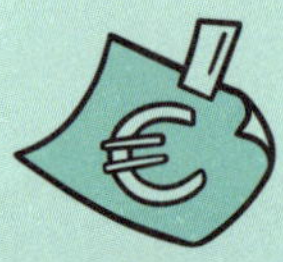

Aujourd'hui, j'économise

€

Mon ressenti de la journée

J21

Félicitations pour votre 3e médaille

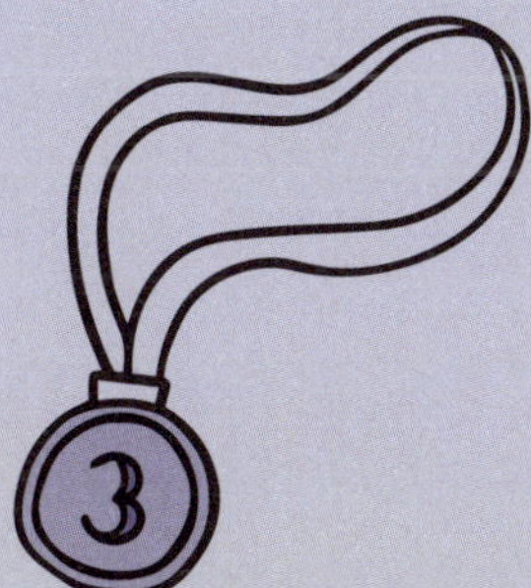

Vous avez atteint un seuil crucial dans votre parcours d'arrêt du tabac.

Le cycle de 21 jours est souvent cité comme le temps nécessaire pour former une nouvelle habitude, ce qui signifie que vous êtes en train de vous libérer de la dépendance comportementale. C'est un pas important vers la liberté et le contrôle de votre vie !

Comme on l'a vu, la dépendance comportementale est liée aux habitudes que vous avez développées autour de la cigarette. Avez-vous remarqué que cela commence à être plus facile après les repas ou au travail ? Cela montre que vous êtes en train de briser ces habitudes.

J21

Mon bilan à 3 semaines

- ○ **Je remplis mon tracker J21.**
- ○ **J'envoie un SMS à ma personne ressource.**

Aujourd'hui, il s'agit de :

Restez vigilant !

En atteignant les 21 jours sans tabac, vous avez probablement surmonté les symptômes physiques les plus intenses du sevrage, mais vous pouvez toujours ressentir des envies de fumer, en particulier en lien avec la dépendance comportementale. Il est donc important de rester vigilant et de continuer à travailler sur les habitudes associées à la cigarette.

Mission 1 : Je fais le point

Voilà 21 jours que vous êtes en arrêt, c'est le moment de faire un bilan ! Comment cela se passe-t-il ?

Si vous êtes très nerveux, irritable, déprimé, avec de fortes envies de fumer, c'est que vous êtes en manque de nicotine.

→ **Si vous avez recours à des substituts**, il faut sûrement monter le dosage de 7 mg.

→ **Si vous n'avez pas recours à des substituts**, peut-être vous en faut-il, même si cela fait 3 semaines que vous êtes en arrêt. Donc retournez sur l'outil J-8 « les substituts nicotiniques » (page 30) et regardez le dosage dont vous avez besoin.

→ **Si vous avez des nausées, mal à la tête...** C'est que le dosage de nicotine est trop fort, baissez-le de 7 mg.

Si vous avez le moindre doute sur la substitution, faites le point avec un tabacologue de **Tabac Info Service au 39 89**.

Mission 2 : Je m'écris une lettre

Pour célébrer votre réussite de 21 jours sans tabac, écrivez-vous une lettre pour vous féliciter. Dans cette lettre, vous pouvez réfléchir sur **les défis que vous avez surmontés**, sur **vos motivations pour arrêter de fumer**, et sur **les raisons pour lesquelles vous voulez rester sur cette voie**. Prenez le temps d'écrire cette lettre avec soin, en y incluant tout ce que vous voulez dire à votre moi futur.

Une fois terminée, gardez-la précieusement dans un endroit sûr. Dans 1 mois, **vous pourrez la relire pour vous remémorer votre parcours, vos motivations et vos réalisations**. Cela peut vous aider à continuer à progresser vers votre objectif ultime : une vie sans tabac.

Mission 3 : J'organise une activité physique pour célébrer mon succès

Le sport est une excellente façon de libérer des endorphines, ces hormones du bonheur qui peuvent vous aider à vous sentir plus énergique, plus confiant et plus heureux.

Choisissez une activité que vous aimez et qui vous permet de vous sentir bien dans votre corps. Invitez un ami ou un membre de votre famille parmi les personnes choisies en J4 (page 54), pour partager ce moment de célébration avec vous.

Et n'oubliez pas de vous féliciter pour votre réussite dans votre parcours d'arrêt du tabac !

Cette activité physique est prévue le ....,
avec ....

« *La force qui est en chacun de nous est notre plus grand médecin.* »

Hippocrate

Lorsque nous décidons d'arrêter de fumer, nous faisons appel à notre force intérieure pour nous aider à surmonter les difficultés du sevrage et à changer nos habitudes. Cette force peut nous aider à résister aux envies de fumer, à trouver des alternatives saines et à rester motivés dans notre arrêt du tabac. En fin de compte, nous sommes les seuls responsables de notre santé et de notre bien-être, et nous avons le pouvoir de faire des choix positifs pour nous-mêmes.

Mission 4 : Je me récompense

Peut-être voulez-vous vous offrir un petit cadeau pour accompagner votre lettre ? Que ce soit un livre inspirant, une plante verte ou une boîte de chocolat, **choisissez quelque chose qui vous fera plaisir** et vous rappellera votre engagement envers votre santé et votre bien-être.

J22

Mon outil

○ Je remplis mon tracker J22.

○ Je lis mon outil du jour et je réalise les missions qu'il contient.

○ J'envoie un SMS à ma personne ressource.

Aujourd'hui, il s'agit de :

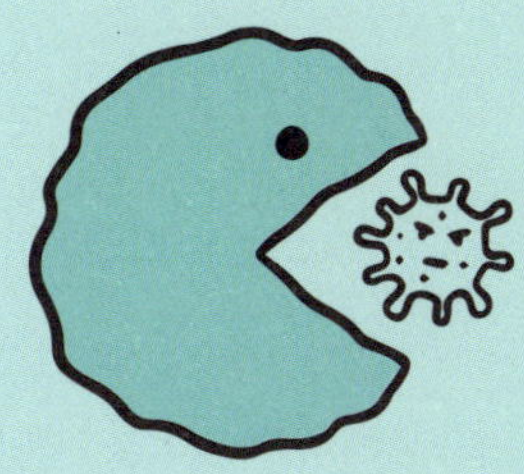

Mon système immunitaire commence à se renforcer, ce qui peut m'aider à résister aux infections.

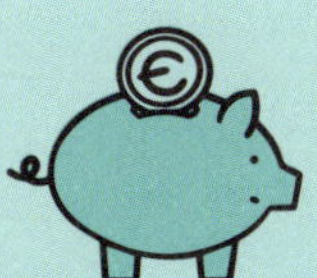

Aujourd'hui, j'économise

€

Mon ressenti de la journée

J23

Mon outil

- Je remplis mon tracker J23.
- Je lis mon outil du jour et je réalise les missions qu'il contient.
- J'envoie un SMS à ma personne ressource.

Aujourd'hui, il s'agit de :

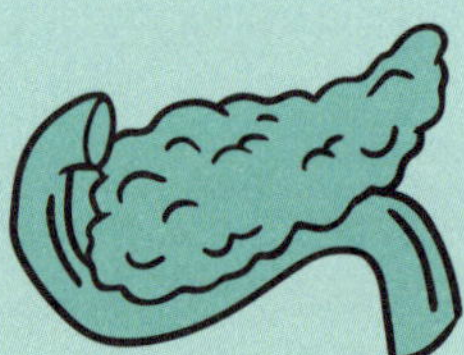

Le risque de cancer du pancréas diminue. Le tabagisme est impliqué dans le développement du cancer du pancréas dans 20 à 30 % des cas.

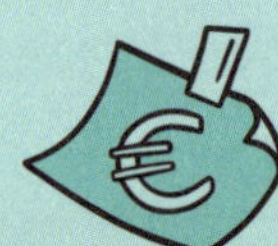

Aujourd'hui, j'économise .... €

Mon ressenti de la journée

J24

Mon outil

- Je remplis mon tracker J24.
- Je lis mon outil du jour et je réalise les missions qu'il contient.
- J'envoie un SMS à ma personne ressource.

Aujourd'hui, il s'agit de :

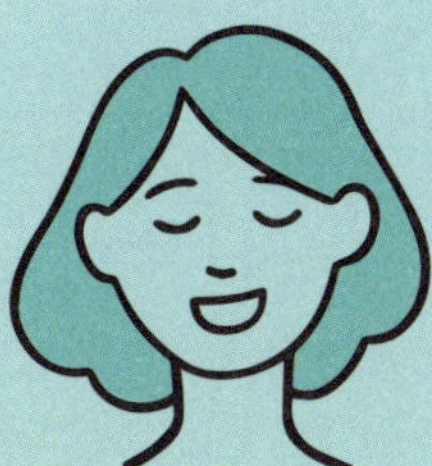

Ma peau est plus élastique
et plus résistante,
je la préserve
du vieillissement.

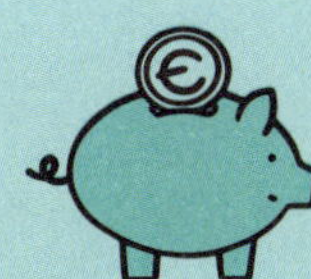

Aujourd'hui,
j'économise

€

Mon ressenti de la journée

J25

Mon outil

- Je remplis mon tracker J25.
- Je lis mon outil du jour et je réalise les missions qu'il contient.
- J'envoie un SMS à ma personne ressource.

Aujourd'hui, il s'agit de :

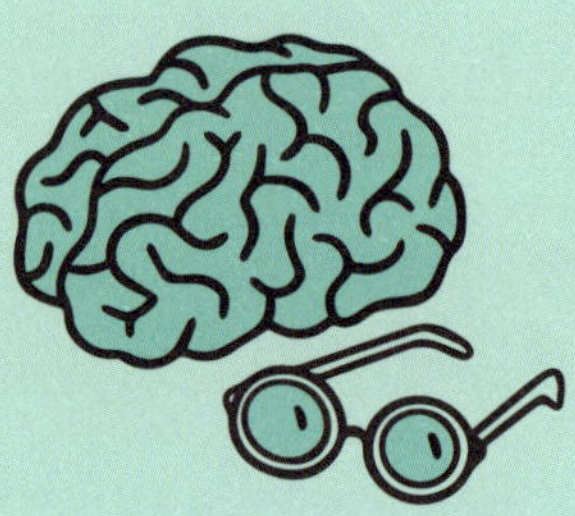

Je suis plus concentré.
Mon cerveau se libère d'une addiction, cela lui laisse de la place pour se consacrer à de nouveaux apprentissages.

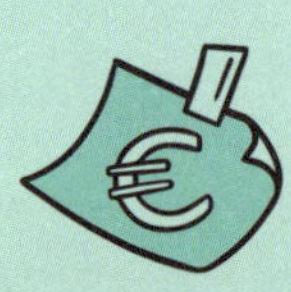

Aujourd'hui, j'économise ………… €

Mon ressenti de la journée

J26

Mon outil

- ◯ **Je remplis mon tracker J26.**
- ◯ **Je lis mon outil du jour et je réalise les missions qu'il contient.**
- ◯ **J'envoie un SMS à ma personne ressource.**

Aujourd'hui, il s'agit de :

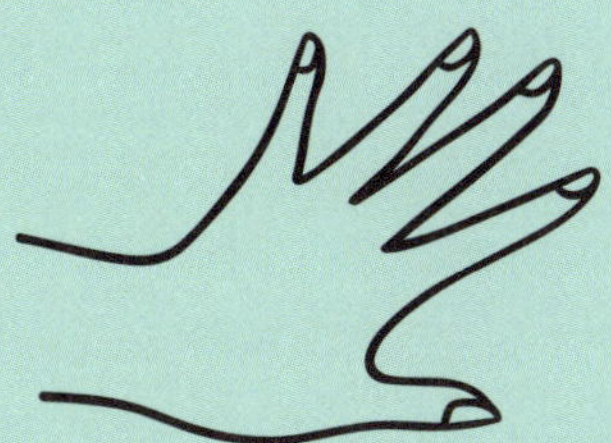

Ma respiration continue de s'améliorer et je remarque un progrès quant à mon endurance physique.

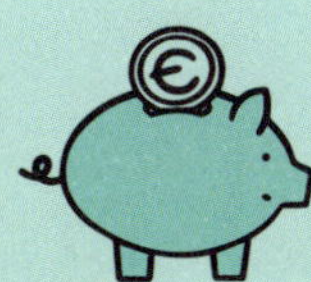

Aujourd'hui, j'économise €

Mon ressenti de la journée

J27

Mon outil

- Je remplis mon tracker J27.
- Je lis mon outil du jour et je réalise les missions qu'il contient.
- J'envoie un SMS à ma personne ressource.

Aujourd'hui, il s'agit de :

La santé mentale peut s'améliorer, car l'arrêt du tabac réduit le stress et l'anxiété.

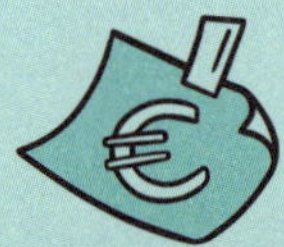

Aujourd'hui, j'économise

.... €

Mon ressenti de la journée

J28

Mon outil

- ◯ **Je remplis mon tracker J28.**
- ◯ **Je lis mon outil du jour et je réalise les missions qu'il contient.**
- ◯ **J'envoie un SMS à ma personne ressource.**

Aujourd'hui, il s'agit de :

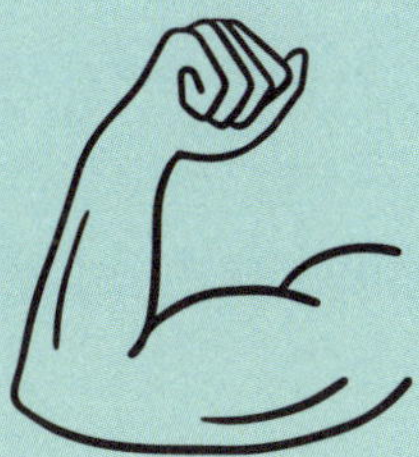

Ma toux et ma respiration sifflante commencent à diminuer, et je respire plus facilement.

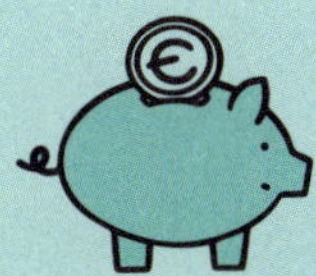

Aujourd'hui, j'économise

.... €

Mon ressenti de la journée

J29

Félicitations vous y êtes presque !

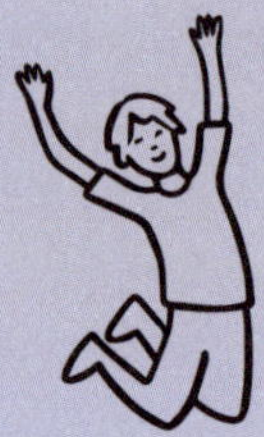

Vous vous apprêtez à passer le cap du premier mois sans tabac.

Vous avez déjà parcouru un long chemin, mais il est important de continuer à consolider votre arrêt pour éviter de retomber dans la dépendance. Le risque de rechute est toujours présent dans les semaines et les mois qui suivent l'arrêt du tabac. Ne sous-estimez jamais la puissance de l'envie de fumer. Soyez vigilant face aux signes précurseurs d'une rechute, comme l'irritabilité, l'insomnie, les pensées obsessionnelles, et agissez rapidement pour éviter de retomber dans l'habitude. Rappelez-vous que chaque jour est une victoire et vous rapproche de votre objectif d'être en meilleure santé et de vivre une vie plus épanouissante. Restez concentré, continuez à utiliser les stratégies qui ont fonctionné pour vous et n'hésitez pas à demander de l'aide si nécessaire. Maintenez un mode de vie sain en mangeant bien et en faisant de l'exercice régulièrement.

J29

Je consolide mon arrêt

- ◯ **Je remplis mon tracker J29.**
- ◯ **J'envoie un SMS à ma personne ressource.**

Aujourd'hui, il s'agit de :

....

Mission 1 : Je fais le point sur mes envies

Depuis le début de votre arrêt, vos déclencheurs ont peut-être changé. Refaites un point sur les situations qui restent encore difficiles.

Par exemple…

1. **Déclencheur :** les soirées

→ **Solutions :** limiter l'alcool, être avec une personne ressource, prendre des formes orales de nicotine.

2. **Mon déclencheur :** ....

→ **Mes solutions :** ....

3. **Mon déclencheur :** ....

→ **Mes solutions :** ....

4. **Mon déclencheur :** ....

→ **Mes solutions :** ....

J29

Mission 2 : Je me récompense

Où en êtes-vous de votre budget prévisionnel ?

Continuez de vous récompenser comme prévu, et surtout, à la fin de l'année, dressez de nouveau un budget prévisionnel avec ce que vous auriez dépensé en cigarettes. Les récompenses vous aident à rester motivé et à vous concentrer sur les avantages de l'arrêt du tabac.

« Le succès n'est pas la clé du bonheur. Le bonheur est la clé du succès. Si vous aimez ce que vous faites, vous réussirez. »

Albert Schweitzer

N'oubliez pas que la clé de la réussite pour consolider votre arrêt du tabac est de rester motivé et de continuer à travailler pour atteindre vos objectifs.

Mission 3 : Je renforce mon réseau de soutien

Parlez avec vos proches de vos réussites et de vos défis, demandez-leur de l'aide si nécessaire.

Faites votre planning de SMS pour le mois prochain. Vous n'avez peut-être plus besoin de recevoir un SMS tous les jours ? À vous de juger ce qui est nécessaire.

MES SOUTIENS

J1	J2	J3
J4	J5	J6
J7	J8	J9
J10	J11	J12
J13	J14	J15
J16	J17	J18
J19	J20	J21
J22	J23	J24
J25	J26	J27
J28	J29	J30

J30

Félicitations pour avoir passé 1 mois sans tabac !

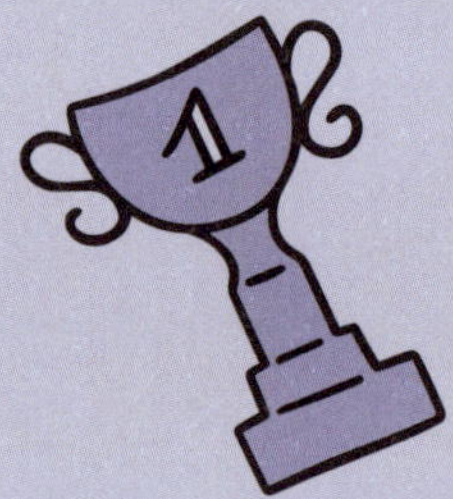

Bravo ! Vous avez fait preuve de force, de volonté et de détermination pour atteindre cet objectif important.

Vous êtes sur la bonne voie pour une vie plus saine et plus heureuse sans tabac. Continuez à vous concentrer sur les avantages de l'arrêt du tabac, à utiliser les stratégies et les outils qui ont fonctionné pour vous.

Souvenez-vous également que la lutte contre la dépendance au tabac est un processus continu, et qu'il est important de rester vigilant pour éviter toute rechute. Continuez à identifier et à gérer vos déclencheurs de cigarette, à maintenir un mode de vie sain, et à vous entourer de personnes positives et encourageantes.

J30

1 mois ! Vous l'avez fait !

- ○ **Je remplis mon tracker J30.**
- ○ **J'envoie un SMS à ma personne ressource.**

Aujourd'hui, il s'agit de :

....

Pour commencer... un chiffre encourageant

Selon l'Organisation mondiale de la santé, les personnes qui réussissent à arrêter de fumer pendant un mois ont cinq fois plus de chances d'être en arrêt définitif.

Mission 1 : Je me fixe des objectifs pour l'avenir

Cela va vous permettra de continuer à avancer dans votre démarche et de maintenir votre motivation. En atteignant chaque étape de votre parcours, vous continuerez à éprouver un **sentiment d'accomplissement et de satisfaction**.

Voici quelques pistes (n'hésitez pas à compléter la liste) :

- ☐ **Je fais de l'exercice régulièrement.** Cela peut aider à réduire les symptômes de sevrage, à améliorer la santé cardiovasculaire et à renforcer le système immunitaire.
- ☐ **Je me lance dans un nouveau projet.** Il peut s'agir de l'acquisition d'une nouvelle compétence ou d'un nouveau hobby.
- ☐ **Je planifie des activités sociales sans la cigarette.** Cela peut aider à se rendre compte qu'on peut s'amuser sans fumer.
- ☐ **Je continue de mettre de côté de l'argent que j'aurais dépensé** pour bien me rendre compte des économies que l'arrêt du tabac me permet de faire.
- ☐ ……………………………………
- ☐ ……………………………………
- ☐ ……………………………………
- ☐ ……………………………………

Mission 2 : Je fais la liste de tous les bénéfices liés à l'arrêt du tabac

Prenez le temps de réfléchir à tous les avantages de votre arrêt du tabac, comme une respiration plus facile, une peau plus saine, des économies financières.

Faites une liste de tous ces éléments positifs, tels que vous les ressentez, pour entretenir votre motivation :

- ☐ ……………………………………
- ☐ ……………………………………
- ☐ ……………………………………
- ☐ ……………………………………

Mission 3 : Je liste toutes mes réussites

Il peut s'agir d'un événement tout simple, comme avoir évité de fumer dans une situation difficile ou avoir utilisé avec succès un substitut nicotinique. **Célébrez ces réussites et utilisez-les comme motivation** pour continuer à travailler vers votre objectif d'être en meilleure santé.

Mes plus belles réussites sont :

- [ ] ....
- [ ] ....
- [ ] ....
- [ ] ....
- [ ] ....
- [ ] ....

Mission 4 : J'organise une fête

Célébrez votre réussite avec les amis qui vous ont accompagné tout au long de ce mois : une fête, un dîner ou une autre activité. Prenez le temps de célébrer cette étape importante dans votre parcours d'arrêt du tabac et de valoriser votre réussite.

La célébration de ce succès aura lieu le : ....

Mission 5 : Je fais un check-up santé

Même si vous aviez vu votre médecin avant l'arrêt du tabac, il est indispensable d'aller le revoir au bout d'un mois. **Demandez un examen médical complet**, avec prise de sang, et pensez à renouveler votre ordonnance de substituts si nécessaire pour le mois prochain.

les outils

pour arrêter

Cette section est votre boîte à outils, votre arsenal contre la dépendance au tabac. Vous y trouverez une variété de stratégies, de conseils et de solutions pour gérer les moments difficiles, rester motivé et prendre soin de vous pendant cette transition importante. Chaque outil présenté a été conçu pour vous aider à surmonter un défi spécifique lié à l'arrêt du tabac. Il peut s'agir de conseils pour gérer le stress, de techniques pour résister aux envies de fumer, ou de méthodes pour éviter la prise de poids... Chaque jour, en fonction de vos besoins et de votre situation, choisissez un outil à appliquer. Et n'oubliez pas : chaque jour sans tabac est une victoire, chaque difficulté surmontée est une preuve de votre force. Continuez à vous appuyer sur ces outils et vous deviendrez chaque jour un peu plus maître de votre vie, libre du tabac.

outil n° 1

Comment faire le matin ?

La cigarette du matin est très souvent considérée comme la plus importante et la plus impossible à supprimer, car c'est elle qui va assurer le « remplissage » des récepteurs nicotiniques du cerveau. Donc oui, le matin, c'est un peu difficile, mais vous allez voir qu'avec le temps, vous allez surmonter ces premières heures un peu pénibles.

Mission 1 : Je mets un patch

Si vous utilisez des patchs, **collez-en un le plus rapidement possible après votre réveil**, car il faut une à deux heures avant qu'il soit au maximum de son efficacité.

« Le courage n'est pas l'absence de peur, mais la capacité de la vaincre. »

Nelson Mandela

Le courage consiste à être capable de vaincre la peur du manque. Il est important de reconnaître que la peur est normale, mais que vos capacités de la surmonter sont essentielles pour réussir votre projet d'arrêt du tabac.

Mission 2 : Je mets en place une nouvelle routine

La clé pour rompre avec l'habitude de fumer est de trouver des moyens de remplacer cette habitude par des comportements plus sains et plus satisfaisants. Voici quelques astuces pratiques pour vous aider à supprimer la cigarette du matin.

→ **Inversez le petit-déjeuner et la douche :** si vous avez l'habitude de fumer une cigarette immédiatement après votre réveil, commencez par prendre une douche ou par vous habiller, puis prenez votre petit-déjeuner. Cela peut aider à briser l'association automatique entre se réveiller et fumer. De plus, vous mettrez ainsi votre patch plus tôt, et il agira donc plus vite.

→ **Ne tardez pas après le petit-déjeuner :** si vous avez tendance à prendre votre temps le matin après le petit-déjeuner, il est possible que vous soyez tenté de fumer une cigarette pour vous donner un coup de fouet. Soyez actif dès que possible.

→ **Faites une activité plaisir :** au lieu de fumer une cigarette, faites quelque chose qui vous procure du bien-être et qui vous aide à vous détendre.

→ **Remplacez le café par du thé** si vous avez l'habitude de fumer une cigarette avec votre café. Ce dernier peut parfois être le déclencheur d'envies.

→ **Changez de parcours** si vous avez l'habitude de fumer une cigarette en chemin vers le travail, l'école ou l'endroit où vous faites les courses. Évitez les lieux où vous avez l'habitude de fumer et trouvez des trajets alternatifs.

FAITES VOTRE BUDGET PRÉVISIONNEL.

- ☐ ....
- ☐ ....
- ☐ ....
- ☐ ....
- ☐ ....
- ☐ ....

outil n° 2

Comment faire au travail ?

Arrêter de fumer est un défi d'autant plus compliqué quand on côtoie des collègues fumeurs. Mais en appliquant quelques astuces, vous réussirez à gérer votre nouvelle situation de non-fumeur sur votre lieu de travail.

Mission 1 : Je préviens mes collègues

1. **Annoncez clairement votre arrêt et demandez à vos collègues de vous soutenir dans votre démarche.** Demandez-leur de ne pas vous proposer de cigarettes et informez-les des symptômes de sevrage que vous pourriez rencontrer, tels que l'irritabilité ou l'anxiété, afin qu'ils puissent comprendre pourquoi vous pouvez être moins enclin à être sociable.
2. **Restez ferme et ne vous laissez pas influencer**, même si tous vos collègues ne sont pas d'humeur à vous soutenir.
3. **Si possible, trouvez un collègue non-fumeur dont vous ferez votre allié** dans votre démarche d'arrêt du tabac. Cela peut vous aider à rester motivé et à tenir bon.

Mission 2 : Je fais des pauses différentes

1. **Pensez à une alternative à la cigarette lors des moments d'envie.** Pour cela, faites en sorte de toujours avoir votre plan d'action en tête pour remplacer la cigarette lorsque vous êtes tenté de fumer (voir page 50). Vous pouvez, par exemple, mâcher un chewing-gum, boire une boisson chaude, écouter de la musique ou faire quelques étirements pour vous aider à vous détendre.

2. **Continuer à prendre des pauses même si vous avez arrêté de fumer !** En effet, ce qui est agréable dans les pauses, c'est la possibilité de s'aérer, de discuter avec ses collègues. La cigarette n'a rien à voir avec cette sensation de détente et de relaxation, elle n'est qu'un substitut auquel vous vous êtes habitué.

3. **Pendant ces pauses, occupez vos mains et votre bouche.** Vous pouvez utiliser un cure-dent, une balle antistress, ou même une clémentine, un abricot pour vous aider à vous concentrer sur autre chose que la cigarette. Souvenez-vous que ce que vous aimez dans ces pauses, c'est la détente et la sociabilisation avec vos collègues, pas la cigarette.

4. **Vous pouvez prendre des pauses seul ou avec des non-fumeurs** si vous ne vous sentez pas prêt à être en présence de fumeurs. Profitez-en pour respirer profondément et vous détendre. Prenez le temps de vous recentrer sur les motivations qui vous conduisent à arrêter de fumer.

« La vie, c'est comme une bicyclette, il faut avancer pour ne pas perdre l'équilibre. »

Albert Einstein

Cette phrase est une invitation à continuer à avancer dans la vie malgré les défis et les obstacles. Arrêter de fumer peut être considéré comme un défi, mais il est important de continuer à profiter de la vie comme vous le faisiez avant, tout en prenant des pauses pour vous reposer et vous ressourcer lorsque c'est nécessaire.

outil n° 3

Comment utiliser la cohérence cardiaque ?

La cohérence cardiaque est une solution intéressante pour vous accompagner dans votre arrêt du tabac. Cette pratique de respiration aide en effet à réguler le rythme cardiaque et à calmer le système nerveux, ce qui peut réduire le stress et les envies de fumer.

Mission 1 : Je me lance maintenant

Prenez 5 minutes dans le calme pour faire cet exercice de respiration.

1. Asseyez-vous confortablement et détendez-vous.
2. Posez une main sur votre poitrine et l'autre sur votre ventre.
3. Inspirez lentement et profondément par le nez, pendant 5 secondes.
4. Retenez votre souffle pendant 5 secondes.
5. Expirez lentement et profondément par la bouche, pendant 5 secondes.
6. Répétez cette respiration lente et profonde pendant 5 minutes.

Mission 2 : Je télécharge une appli

Pour vous aider dans la pratique, utilisez une application. **Il en existe une multitude, gratuites ou payantes :** c'est à vous de voir celle que vous préférez. Respirelax + est très bien. C'est une application gratuite pour iOS et Android, développée par l'Assistance publique des Hôpitaux de Paris (AP-HP), qui propose des exercices de respiration guidés pour aider à gérer le stress et favoriser la détente, y compris des exercices pour pratiquer la cohérence cardiaque.

Mission 3 : Je planifie une routine

Mettez en place une habitude de pratique. Avant, vous vous accordiez de nombreux moments pour fumer. Alors, **accordez-vous 2 fois 5 minutes dans votre journée pour la cohérence cardiaque**. Cela peut être le matin au réveil, dans les transports, à la pause, au retour du travail, le soir avant de dormir… Peu importe, mais mettez en place cette nouvelle routine. Ce n'est absolument pas une perte de temps : cela va vous aider dans votre gestion du stress.

« Il est des pensées qui, comme certaines fleurs, doivent se respirer lentement, en osant prendre le temps de ralentir le temps. »

Jacques Salomé

La décision d'arrêter de fumer peut nécessiter du temps et de la patience, tout comme la cohérence cardiaque, qui a besoin d'une prise de conscience et d'une pratique régulière pour être efficace. En prenant soin de ralentir le temps, en se concentrant sur la respiration et en permettant à l'esprit de se détendre, on peut apprendre à mieux gérer les envies de fumer et à rester motivé dans son arrêt du tabac. Il est important de prendre le temps de s'occuper de soi et de sa santé pour révéler le meilleur de soi-même et profiter de la vie sans la dépendance au tabac.

outil n° 4

Comment faire après les repas ?

Arrêter de fumer est une étape essentielle pour améliorer sa santé et son bien-être. Cependant, pour y parvenir, il est important de développer une stratégie qui permettra de faire face à l'envie de prendre une cigarette, en particulier après les repas. Car la demi-heure qui suit le dessert est un moment très difficile pour de nombreux fumeurs.

Mission 1 : Je change mes habitudes

L'envie de fumer après les repas est en partie liée à l'habitude. Il est donc important de **mettre en place une nouvelle routine**. Voici quelques idées.

Chez vous

→ **Choisissez une activité relaxante pour remplacer la cigarette** après le repas, comme vous asseoir sur votre canapé pour écouter de la musique ou lire un livre.

→ **Changez le cadre dans lequel vous mangez** en passant du salon à la cuisine ou inversement pour casser les habitudes.

→ **Supprimez le café en fin de repas**, ou remplacez-le par une autre boisson comme du thé.

→ **Ne traînez pas à table.** Dès que vous avez fini de manger, débarrassez la table et rangez tout, puis vaquez à vos occupations.

Au travail

→ **Essayez de vous éloigner de vos collègues qui fument après le repas**, sauf si vous vous sentez très confiant.

→ **Remplacez la cigarette par un chewing-gum ou un bonbon** sans sucre avec un goût mentholé assez fort.

→ **Faites des exercices de cohérence cardiaque** pour vous détendre.

Mission 2 : Je teste le pouvoir du brossage des dents

Le brossage des dents est une méthode simple mais efficace pour signaler à votre corps que le repas est terminé et remplacer la cigarette. Voici comment vous pouvez mettre cela en place :

1. Après chaque repas, brossez-vous les dents pour signaler à votre corps que vous avez terminé de manger.
2. Profitez de cette pause pour prendre quelques minutes qui vous permettront de vous détendre et de vous reposer.
3. Si vous êtes dans un lieu où vous ne pouvez pas vous brosser les dents, prenez un chewing-gum mentholé avec un goût assez fort.

Pensez aux substituts nicotiniques

Si vous trouvez que les méthodes qui précèdent ne suffisent pas à gérer les moments difficiles après les repas, vous pouvez utiliser des formes orales de nicotine telles que des gommes ou des pastilles à la nicotine, un inhaleur ou une vape.

Mission 3 : J'établis mon plan d'action

ÉCRIVEZ CE QUE VOUS AVEZ CHOISI DE FAIRE.

Dorénavant, après les repas, je ....

....

....

....

« Rompre des habitudes peut devenir une nouvelle et stimulante habitude. »

Bernard Pivot

En vous entraînant à changer de comportement positivement, vous pouvez améliorer votre santé et votre qualité de vie. Les conseils pratiques que vous avez découverts dans cet outil peuvent vous aider à rompre l'habitude de fumer après les repas et à adopter de nouvelles routines saines et relaxantes. N'oubliez pas que chaque petit changement auquel vous procédez peut avoir un impact significatif sur votre vie.

outil n° 5

Comment rester de **bonne humeur ?**

Lorsque vous arrêtez de fumer, votre corps doit se sevrer de la nicotine et cela peut entraîner des effets secondaires, notamment des changements d'humeur. Mais si vous utilisez correctement les moyens de substitution, il ne devrait normalement pas y avoir d'impact.

Mission 1 : Je gère mon irritabilité

La nicotine est une substance qui agit sur le cerveau et provoque une libération de dopamine, laquelle est responsable de la sensation de plaisir et de récompense. Lorsque vous arrêtez de fumer, votre corps peut avoir du mal à produire cette dopamine de manière naturelle, ce qui peut entraîner **des symptômes de sevrage tels que l'anxiété, l'irritabilité, la frustration, la dépression et bien entendu l'envie de fumer**.

Voici quelques conseils pour surmonter ces symptômes de sevrage :

→ **Si vous prenez un traitement par substituts nicotiniques, faites vérifier le dosage par votre médecin ou votre tabacologue.** Bien dosé, il réduit les sautes d'humeur. N'hésitez pas à prendre des formes orales de nicotine quand vous sentez poindre l'agacement.

- **Identifiez la cause de votre agacement.** Au départ, essayez d'éviter ces situations, mais si ce n'est pas possible, allez marcher quand vous sentez monter votre agacement, ou respirez profondément.
- **Adoptez une bonne hygiène de vie et prenez soin de vous.** Le stress peut en effet accentuer votre irritabilité. Essayez de vous relaxer, de dormir suffisamment, et de pratiquer une activité physique régulière.

Mission 2 : Je planifie une activité physique

Intégrez **30 minutes d'activité physique deux fois par semaine** dans votre nouvelle routine post-tabac, pour non seulement améliorer votre santé physique et mentale, mais également vous donner un sentiment d'accomplissement et de fierté chaque fois que vous terminez une séance. C'est un excellent moyen de se sentir bien et de libérer des endorphines, qui sont associées à la sensation de plaisir et de récompense. **Notez cette activité sur votre agenda pour être certain de ne pas l'oublier.**

Voici quelques idées d'activités physiques à adapter selon vos goûts :

- **La marche** est un excellent moyen de se remettre en mouvement et de profiter de l'air frais. Essayez de marcher au moins 30 minutes par jour.
- **La course à pied** est l'activité idéale pour augmenter la production d'endorphines et réduire le stress. Commencez tranquillement et augmentez progressivement votre rythme.
- **La natation** permet de se détendre et de se déstresser tout en faisant de l'exercice. Elle est également douce pour les articulations.
- **Le yoga** peut aider à réduire l'anxiété et le stress, tout en améliorant la flexibilité et la force. Il existe de nombreux cours en ligne gratuits pour débutants si vous ne souhaitez pas intégrer un cours en présence.
- **La musculation en salle** peut vous aider à renforcer vos muscles et à améliorer votre posture. Vous pouvez commencer avec des poids légers et augmenter progressivement l'intensité.

- **La danse** permet de faire de l'exercice tout en s'amusant. Elle aide à réduire le stress, à améliorer l'humeur et la confiance en soi. Il existe de nombreux types de danse, tels que la salsa, le tango, la danse contemporaine, la danse hip-hop, la danse de salon… Vous en trouverez bien une à votre goût.

POSEZ ICI VOS IDÉES D'ACTIVITÉS SPORTIVES !

- [ ] ....
- [ ] ....
- [ ] ....
- [ ] ....
- [ ] ....

Mission 3 : Je tiens un journal de gratitude

À partir d'aujourd'hui, notez chaque jour trois choses pour lesquelles vous êtes reconnaissant. Cela peut être n'importe quoi, des petites choses de la vie quotidienne aux grands moments de bonheur.

Le simple fait de prendre quelques minutes pour noter ces moments peut vous aider à **vous sentir plus positif et plus reconnaissant pour les bonnes choses de la vie**. Et en relisant ces notes régulièrement, vous pouvez vous concentrer sur les aspects positifs de votre vie et cultiver une attitude de gratitude.

Voici quelques exemples de ce que vous pouvez noter :

- « Aujourd'hui, j'ai apprécié une tasse de café chaude et délicieuse au petit-déjeuner. »
- « J'ai eu une conversation très agréable avec un ami que je n'avais pas vu depuis longtemps. »
- « J'ai été fier de moi pour avoir terminé un projet important au travail. »

→ « J'ai passé une belle soirée à lire un livre passionnant dans mon lit. »

→ « J'ai pu prendre une pause et me promener dans un parc après le déjeuner. »

« Dites que vous ne pouvez pas vivre de cette manière négative. Si vous voyez ce que je veux dire. Place à la journée positive. »

Bob Marley

Lorsque vous arrêtez de fumer, vous pouvez être tenté de vous focaliser sur les difficultés et les défis rencontrés. Mais garder une attitude positive, vous concentrer sur les avantages et les progrès quotidiens peut vous aider à traverser cette période et à en sortir plus fort et en meilleure santé. En vous focalisant sur le positif, vous resterez motivé et vous vous rappelerez en premier les raisons de votre arrêt du tabac.

outil n° 6

Comment continuer **à bien dormir ?**

L'arrêt du tabac peut perturber vos nuits. Le corps subit en effet des changements physiologiques susceptibles de provoquer des symptômes de sevrage tels que l'irritabilité, l'anxiété et la dépression, qui à leur tour peuvent affecter la qualité du sommeil.

Mission 1 : Je mets en place une nouvelle routine avant d'aller dormir

Voici les étapes que je vous conseille de suivre avant de vous mettre au lit. N'hésitez pas à adapter ces indications en fonction de vos besoins.

1. **Dans les deux heures qui précèdent votre coucher**, évitez les repas lourds et la caféine.
2. **Dans l'heure qui précède le coucher**, évitez les écrans et éteignez tous les appareils électroniques.
3. **Avant d'aller au lit**, prenez un bain chaud ou une douche pour aider à détendre votre corps et votre esprit.

4. **Pratiquez des techniques de relaxation** telles que la méditation, la cohérence cardiaque (voir page 127) ou la visualisation (voir ci-après) pour aider à réduire le stress et l'anxiété.

5. **Lisez un livre ou écoutez de la musique douce** pendant environ 15 à 30 minutes avant d'aller dormir pour vous détendre davantage.

6. **Couchez-vous tous les soirs à la même heure** pour établir une habitude régulière de sommeil.

Mission 2 : Je visualise mon avenir

Cet exercice de visualisation peut vous aider à renforcer votre motivation à rester non-fumeur.

Vous pouvez en faire un audio sur votre téléphone et le lire très lentement au moment de vous endormir. Laissez 10 secondes entre chaque phrase.

1. Allongez-vous confortablement dans votre lit et fermez les yeux.
2. Imaginez-vous dans le futur, environ un an après avoir arrêté de fumer.
3. Visualisez-vous en bonne santé, heureux et fier de vous d'avoir réussi.
4. Imaginez-vous en train de faire des activités que vous aimez, sans jamais avoir à vous arrêter pour fumer ou sentir l'odeur de la cigarette.
5. Visualisez-vous en train de respirer facilement et profondément, sans tousser ni sentir de gêne dans votre poitrine.
6. Imaginez-vous en train de dormir paisiblement toute la nuit, sans vous réveiller pour fumer ou avoir des envies de cigarette.
7. Restez dans cette image mentale positive aussi longtemps que vous le souhaitez, en ressentant tous les sentiments positifs associés à votre futur non-fumeur.
8. Ensuite, avant de vous endormir, répétez une affirmation positive telle que « je suis fier de moi d'avoir arrêté de fumer et je continue de mener une vie saine et heureuse ».

outil n° 6

*« Un bon rire
et un bon sommeil
sont les deux
meilleurs remèdes
pour tout. »*

Proverbe irlandais

Lorsqu'on décide d'arrêter de fumer, il est essentiel de prendre soin de son sommeil afin de permettre au corps de se rétablir et de se régénérer. Tout comme le rire, le sommeil peut être considéré comme un remède naturel pour lutter contre les effets négatifs du sevrage tabagique. En établissant une routine régulière avant de dormir et en prenant le temps de se détendre, on peut réduire les symptômes de sevrage et favoriser un sommeil réparateur. En fin de compte, le sommeil peut être considéré comme un allié précieux dans votre cheminement vers une vie saine et heureuse sans tabac.

outil n° 7

Sans la cigarette, comment sociabiliser ?

Pour beaucoup de fumeurs, la cigarette est un moyen de briser la glace et de se connecter avec les autres. Mais il est important de se rappeler que la cigarette n'est pas la seule façon de passer un moment agréable avec quelqu'un, et que fumer n'est pas une condition nécessaire pour avoir des interactions sociales.

Mission 1 : Je lance une conversation sans proposer de fumer

Comme il s'agit d'un apprentissage, au début, cette nouvelle façon de se comporter ne vous semblera pas évidente. Mais **avec le temps et de la pratique, cela deviendra de plus en plus facile**. Pendant l'échange, essayez de rester ouvert et positif.

Voici quelques idées pour lancer une discussion :

→ Faites un compliment.

→ Posez une question ouverte, c'est-à-dire à laquelle on ne peut pas répondre simplement par « oui » ou par « non ».

→ Trouvez un sujet commun.

→ Utilisez l'humour.

→ Si vous êtes anxieux, préparez à l'avance des sujets de conversation intéressants.

NOTEZ VOS IMPRESSIONS APRÈS L'ÉCHANGE...

Comment vous êtes-vous senti pendant la conversation ?

Avez-vous remarqué une différence dans votre manière de sociabiliser sans cigarette ?

Enfin, réfléchissez à ce que vous pourriez faire pour continuer à sociabiliser sans cigarette à l'avenir, et notez vos idées pour vous en souvenir et pouvoir les relire.

« L'homme est un être sociable ; la nature l'a fait pour vivre avec ses semblables. »

Aristote

La sociabilisation est une partie importante de la vie humaine et il existe de nombreuses façons de se connecter avec les autres sans pour autant avoir recours à la cigarette.
Il est possible de sociabiliser de manière naturelle, sans avoir recours à des artifices, parce que nous sommes naturellement des êtres qui savent et aiment vivre en groupe.

Mission 2 : Je propose une solution alternative à la cigarette

La prochaine fois que vous êtes dans un bar ou dans une soirée où des gens fument, vous pouvez proposer de jouer à un jeu de cartes, de participer à un jeu de fléchettes, de jouer au flipper, ou de danser.

CONSIGNEZ VOS EXPÉRIENCES !

Notez comment les autres réagissent à votre proposition, et comment vous vous sentez en proposant une activité alternative. Vous pouvez également indiquer si vous avez réussi à passer une soirée agréable sans fumer et comment vous vous êtes senti le lendemain matin.

outil n° 8

Comment gérer la prise de poids ?

Lorsqu'on arrête de fumer, il est courant de prendre du poids, mais ce n'est pas une fatalité : deux tiers des personnes prennent des kilos et un tiers n'en prennent pas. Sachez que l'on peut maintenir un poids santé en prenant certaines mesures.

Mission 1 : Je gère ma faim et les repas

La nicotine réduit l'appétit et stimule la digestion, donc **lorsque vous arrêtez de fumer, vous pouvez ressentir une augmentation de l'appétit** et être amené à manger plus souvent ou en plus grande quantité. Aussi, voici quelques astuces pour gérer au mieux votre faim :

1. **Trouvez une méthode de substitution adaptée :** patchs, gommes à mâcher ou même vape, qui contiennent de la nicotine et donc limitent l'appétit.

2 **Apprenez à reconnaître les signaux de faim réelle.** La faim se manifeste souvent par une sensation de vide ou de creux dans l'estomac, des gargouillements, une baisse d'énergie ou une irritabilité. Si vous ressentez ces signes, il est probable que vous ayez vraiment besoin de manger, alors mangez ! Mais si vous cherchez à combler une autre émotion, comme l'ennui, la tristesse, le stress ou l'anxiété, c'est là qu'il faut mettre en place une activité : cohérence cardiaque, sortir marcher…

3 **Mangez sainement.** Un régime strict peut être contre-productif en provoquant de très fortes envies de fumer. Il faut donc faire de la diététique positive : on ajoute, mais on ne retire rien ! On ajoute des fruits, des légumes, des noix, des amandes… N'hésitez pas à consulter un diététicien pour faire le point sur votre alimentation si cela vous angoisse.

4 **Ne remplacez pas la cigarette par des grignotages** pour combler le manque de nicotine. Cela risquerait d'entraîner une prise de poids rapide et pourrait être mauvais pour votre santé. Gardez une trace des moments où vous êtes tenté de grignoter et notez les émotions que vous ressentez. Cela peut vous aider à comprendre pourquoi vous avez envie de grignoter et à trouver des moyens plus sains de faire face à ces émotions. Essayez alors de vous distraire (lecture, sport, méditation).

5 **Planifiez des repas équilibrés.** Je vous conseille d'utiliser le site Internet mangerbouger.fr pour trouver des idées de recettes. Dans la rubrique « la fabrique à menus », vous pourrez générer des menus équilibrés, en fonction de vos goûts ou contraintes.

Mission 2 : Je compense par une activité physique

Le tabagisme augmente le métabolisme de base, ce qui signifie que votre corps brûle plus de calories pour maintenir ses fonctions corporelles essentielles (rythme cardiaque, respiration…). Lorsque vous arrêtez de fumer, votre métabolisme ralentit et vous brûlez donc moins de calories. Pour maintenir votre métabolisme, il est important de faire de l'exercice régulièrement. Il faut savoir qu'un paquet de cigarettes vous faisait brûler 200 calories.

Comment brûler l'équivalent d'un paquet de cigarettes, soit 200 calories ?

- Marche rapide : 30 min.
- Course à pied : 20 min.
- Vélo : 25 min.
- Natation : 25 min.
- Escalade : 15-20 min.
- Rame : 20 min.
- Danse : 25 min.
- Yoga dynamique : 35 min.
- 20 étages d'escalier.

Mission 3 : Je tiens un journal alimentaire

Vous devez **prendre conscience de vos habitudes alimentaires** quotidiennes et identifier les moments où vous êtes le plus susceptible de grignoter.

- **Notez tout ce que vous mangez** et à quel moment par rapport à ce que vous aviez prévu.
- **Incluez également des informations** sur l'humeur, l'environnement et les émotions que vous ressentez pendant les repas.
- **Identifiez les moments** où vous êtes le plus susceptible de grignoter et les aliments que vous consommez le plus souvent.
- **Réfléchissez à des stratégies** pour éviter ou remplacer ces habitudes de grignotage.

« Que ton aliment soit ta seule médecine. »

Hippocrate

Après l'arrêt du tabac, une alimentation équilibrée peut aider à compenser l'augmentation de l'appétit et prévenir la prise de poids. Cette phrase souligne l'importance de la nourriture dans la prévention et le traitement des maladies, et peut être appliquée à la santé au moment de l'arrêt du tabac.

outil n° 9

Comment faire en rentrant du travail ?

Lorsqu'on rentre d'une journée bien remplie et stressante, on peut être tenté de fumer pour se détendre. Cependant, il est important de trouver d'autres moyens de se relaxer sans avoir recours à la cigarette.

Mission : Je crée une nouvelle routine

Il va vous falloir **apprendre à vous détendre et à vous relaxer de manière naturelle lorsque vous rentrez chez vous**. Il est important de se rappeler que l'arrêt du tabac est un processus progressif et qu'il peut prendre du temps. Voici quelques astuces à retenir :

→ **Préparez-vous mentalement :** avant même de rentrer chez vous, prenez quelques minutes pour vous détendre et vous préparer mentalement à ne pas fumer. Vous pouvez vous visualiser en train de réussir votre objectif et de vous sentir fier de vous.

→ **Changez vos habitudes :** si vous aviez l'habitude de fumer en rentrant chez vous, vous pouvez prendre une douche ou vous changer en arrivant pour marquer la fin de la journée de travail, ou opter pour une activité relaxante, comme écouter de la musique ou lire un livre.

→ **Faites de l'exercice :** en rentrant à la maison, prenez le temps de faire une promenade ou de pratiquer une activité physique qui vous plaît. Cela vous permettra de vous vider l'esprit et de vous sentir plus détendu.

→ **Prenez un substitut ou votre vape.**

→ **Entourez-vous de personne qui vous soutiennent :** si vous vivez avec d'autres personnes, parlez-leur de votre objectif d'arrêter de fumer et demandez-leur de vous aider. Vous pouvez également discuter avec le groupe de soutien sur Internet auquel vous vous êtes inscrit en J-4 (page 55).

« La détermination d'aujourd'hui est la clé du succès de demain. »

Anonyme

Il est important d'être déterminé pour atteindre ses objectifs, y compris l'arrêt du tabac. Et n'oubliez pas, chaque petit pas accompli aujourd'hui peut conduire à de grands résultats demain.

À VOUS D'ÉCRIRE ICI VOTRE PROPRE ROUTINE !

En rentrant du travail, je vais :

- ☐ ....
- ☐ ....
- ☐ ....

Le maître-mot : planifier

Il est très important de tout planifier à l'arrêt du tabac, donc d'écrire toutes vos nouvelles routines. N'oubliez pas que votre réflexe, c'est de fumer. Donc si vous laissez place à l'improvisation, vos vieux démons risquent de revenir au galop.

outil n° 10

Comment gérer ses émotions en musique ?

La musique est un langage universel qui peut toucher notre âme de manière profonde. Elle a le pouvoir de nous faire ressentir des émotions intenses, qu'elles soient positives ou négatives. C'est pourquoi la musique peut être un outil précieux dans la gestion des émotions pendant la période de sevrage tabagique.

Mission : Je construis des playlists

En intégrant la musique dans votre routine quotidienne, vous pouvez vous donner une chance supplémentaire de réussir votre arrêt du tabac, car elle peut vous aider à exprimer vos émotions. **Choisissez les morceaux qui vous plaisent et qui vous inspirent, selon votre humeur du moment.** Faites-vous des playlists adaptées pour vous aider à gérer vos différentes émotions. Voici quelques idées...

1 Pour vous détendre : choisissez des morceaux qui ont un tempo lent et une mélodie douce et harmonieuse. Vous pouvez également essayer d'écouter de la musique de relaxation ou de méditation, spécialement conçue pour aider à calmer l'esprit.

→ **Exemple de playlist « détente » à compléter :**

- ☐ « Weightless » - Marconi Union
- ☐ « Clair de lune » - Claude Debussy
- ☐ « Spiegel im Spiegel » - Arvo Pärt
- ☐ « Gymnopédie No. 1 » - Erik Satie
- ☐ « Ambre » - Nils Frahm

☐ ....

☐ ....

☐ ....

☐ ....

☐ ....

→ **Exemple de playlist « relaxation/méditation » à compléter :**

- ☐ « Om Mani Padme Hum » - Lama Gyurme & Jean-Philippe Rykiel
- ☐ « Adagio for Strings » - Samuel Barber
- ☐ « Inner Journey » - Medwyn Goodall
- ☐ « Music for Sleep » - Calm Music Guru

☐ ....

☐ ....

☐ ....

☐ ....

☐ ....

2 Pour vous motiver : sélectionnez des morceaux qui vous inspirent et vous poussent à continuer dans votre démarche d'arrêt du tabac. Vous pouvez également créer une playlist spéciale pour votre période de sevrage tabagique, avec des chansons qui vous encouragent à rester sur la bonne voie.

→ **Exemple de playlist « motivation » à compléter :**

- ☐ « Eye of the Tiger » - Survivor
- ☐ « Stronger » - Kelly Clarkson
- ☐ « Don't Stop Me Now » - Queen
- ☐ « Lose Yourself » - Eminem
- ☐ « Survivor » - Destiny's Child

☐ ....

☐ ....

☐ ....

☐ ....

☐ ....

3 Pour exprimer vos émotions : choisissez des morceaux qui vous aident à extérioriser votre tristesse, votre colère, ou encore votre joie ou votre excitation lorsque vous atteignez des objectifs importants.

→ **Exemple de playlist « joie » à compléter :**

- ☐ « Happy » - Pharrell Williams
- ☐ « Can't Stop The Feeling! » - Justin Timberlake
- ☐ « I Gotta Feeling » - Black Eyed Peas
- ☐ « Uptown Funk » - Mark Ronson ft. Bruno Mars
- ☐ « I Wanna Dance With Somebody » - Whitney Houston

☐ ....

☐ ....

☐ ....

☐ ....

→ Exemple de playlist « colère » à compléter :

- ☐ « Killing in the Name » et « Bulls on Parade » - Rage Against the Machine
- ☐ « Break Stuff » - Limp Bizkit
- ☐ « Down With The Sickness » - Disturbed
- ☐ « Smells Like Teen Spirit » - Nirvana

☐ ....
☐ ....
☐ ....
☐ ....
☐ ....
☐ ....

→ Exemple de playlist « tristesse/mélancolie » à compléter :

- ☐ « Someone Like You » - Adele
- ☐ « The Sound of Silence » - Simon & Garfunkel
- ☐ « Everybody Hurts » - R.E.M.
- ☐ « Nothing Compares 2 U » - Sinéad O'Connor
- ☐ « All I Want » - Kodaline

☐ ....
☐ ....
☐ ....
☐ ....
☐ ....
☐ ....

4 **Pour remplacer les envies de cigarette :** sélectionnez des morceaux qui vous distraient et vous occupent l'esprit.

→ **Exemple de playlist « envies de cigarette » à compléter :**

- ☐ « Sweet Child O' Mine » - Guns N' Roses
- ☐ « Livin' on a Prayer » - Bon Jovi
- ☐ « Don't Stop Believin' » - Journey
- ☐ « I Will Survive » - Gloria Gaynor
- ☐ « Happy » - Pharrell Williams
- ☐ « Healing Sleep » - Meditative Mind

☐ ....

☐ ....

☐ ....

☐ ....

☐ ....

☐ ....

« La musique est la langue des émotions. »

Emmanuel Kant

Langage universel des émotions, la musique peut être un outil utile pour les exprimer et les gérer. Et ainsi vous aider à traverser les hauts et les bas de la période de sevrage.

outil n° 11

Comment faire en soirée ?

À l'arrêt du tabac, les soirées peuvent être un défi, car elles sont souvent associées à la consommation de tabac et à la socialisation. Heureusement, il existe des solutions pour se passer de cigarettes… tout en continuant à faire la fête !

Mission 1 : J'établis un plan pour les soirées

Voici quelques conseils pour vous aider à passer des soirées agréables pendant votre période de sevrage, et ainsi rester sur la bonne voie :

1. **Préparez-vous mentalement :** rappelez-vous pourquoi vous avez décidé d'arrêter de fumer. Visualisez-vous en train de passer une soirée agréable sans tabac, et imaginez-vous en train de résister à l'envie de fumer.
2. **Évitez les déclencheurs :** si possible, évitez les soirées où il y aura beaucoup de fumeurs, ou restez à l'écart des zones qui leur sont réservées. Attention à l'alcool qui peut également être un déclencheur : essayez de limiter sa consommation.

3. **Trouvez un allié :** invitez un de vos soutiens à vous accompagner. Vous aurez ainsi un allié qui pourra vous aider à résister aux tentations et vous encourager à rester sur la bonne voie.
4. **Profitez de la musique :** dansez, chantez avec vos amis.
5. **Prenez régulièrement vos formes orales de nicotine ou votre vape :** n'attendez pas pour cela d'avoir, au cours de la soirée, des envies trop fortes de fumer

Mission 2 : Je pratique un exercice de visualisation

Répétez cet exercice régulièrement afin de vous motiver à passer une soirée sans fumer. Vous pouvez l'enregistrer sur votre téléphone pour vous guider. Dans ce cas, lisez-le très lentement et laissez 10 secondes entre chaque phrase.

1. Fermez les yeux et commencez à respirer profondément et lentement. Visualisez une lumière blanche qui entre par le sommet de votre tête et se propage lentement dans tout votre corps, vous apportant du calme et de la relaxation.
2. Imaginez que vous êtes chez vous, en train de vous préparer pour une soirée sans tabac. Visualisez votre tenue, vos chaussures, votre coiffure et tout ce que vous portez pour cette soirée. Imaginez que vous êtes fier de vous et que vous vous sentez confiant dans votre arrêt du tabac.
3. Visualisez-vous en train de vous amuser avec vos amis, en train de danser et de rire. Imaginez que vous êtes totalement à l'aise sans fumer.
4. Si jamais vous ressentez une envie de fumer, imaginez que vous avez un « bouton pause » dans votre esprit. Appuyez sur ce bouton et prenez quelques respirations profondes pour vous calmer. Visualisez que vous êtes en train de vous répéter des affirmations positives pour renforcer votre décision de ne pas fumer.
5. Enfin, imaginez que la soirée se termine et que vous êtes fier de vous. Visualisez-vous rentrant chez vous, satisfait et heureux d'avoir passé une soirée agréable sans fumer. Prenez quelques respirations profondes en fermant les yeux, puis lentement ouvrez les yeux.

Mission 3 : J'apprends par cœur 3 affirmations positives

Au cours d'une soirée, répétez-vous ces 3 affirmations en boucle. Cela vous aidera à développer une attitude positive et confiante pendant les soirées.

COMPLÉTEZ CETTE LISTE D'AFFIRMATIONS.

- ☐ « Je suis capable de réussir tout ce que je veux entreprendre. »
- ☐ « Je mérite d'être heureux et en bonne santé. »
- ☐ « Je suis reconnaissant pour toutes les bonnes choses de ma vie. »
- ☐ « Je suis fort, je surmonterai tous les obstacles. »
- ☐ « Je suis en contrôle de mes pensées et de mes actions. »
- ☐ « J'ai confiance en moi et en mes capacités. »
- ☐ « Je suis aimé et apprécié tel que je suis. »
- ☐ « Je suis entouré de personnes positives et bienveillantes. »
- ☐ « Chaque jour, je progresse vers mes objectifs. »
- ☐ « Je suis en paix avec moi-même et avec le monde qui m'entoure. »

- ☐ ....
- ☐ ....
- ☐ ....
- ☐ ....

« Si vous pouvez le rêver, vous pouvez le faire. »

Walt Disney

En vous concentrant sur vos rêves et en cultivant une attitude positive, vous pouvez surmonter les obstacles et atteindre vos aspirations. Tout est possible si vous y croyez et travaillez dur pour y parvenir.

outil n° 12

Comment s'occuper **les mains et la bouche ?**

Lorsqu'on arrête de fumer, l'une des difficultés les plus courantes réside dans le fait de trouver des moyens de s'occuper les mains et la bouche, habituées à la cigarette.

Mission 1 : Je m'occupe les mains

Voici quelques astuces et exemples concrets pour surmonter ce défi.

→ **Manipulez un objet :** cela peut être un *hand spinner*, un cube ou une balle antistress, ou même un bout de papier que vous pliez et dépliez.

→ **Tenez un stylo ou un crayon :** en tenant un objet léger entre vos doigts, vous pouvez retrouver la sensation familière de la cigarette.

→ **Faites des travaux manuels :** le tricot, le crochet, le dessin, la peinture, la pâte à modeler ou la poterie peuvent vous aider à occuper vos mains et à vous concentrer sur quelque chose de positif.

NOTEZ CE QUI FONCTIONNE LE MIEUX POUR VOUS.

C'est ....

....

« La meilleure façon de prédire l'avenir est de le créer. »

Peter Drucker

En trouvant des astuces pour s'occuper les mains et la bouche, vous créez votre propre avenir sans tabac et vous vous rapprochez de vos objectifs. Chaque jour sans tabac est une étape importante vers une vie meilleure, alors continuez à trouver des moyens pour vous aider et atteindre votre objectif ultime.

Mission 2 : Je m'occupe la bouche

Voici quelques pistes pour vous aider :

→ **Mâchez un chewing-gum :** vous pourrez ainsi retrouver une sensation familière de mouvement de la mâchoire. De plus, cela peut vous aider à éliminer la mauvaise haleine qui est souvent associée à l'arrêt du tabac… Mais si, au bout de 3 à 5 minutes, l'envie est trop forte, passez à une forme orale de nicotine.

→ **Buvez de l'eau :** vous pourrez ainsi apaiser votre gorge et hydrater votre corps et cela vous donnera quelque chose à faire avec votre bouche. Attention à ne pas tomber dans le piège des boissons sucrées. Mais rien ne vous empêche de préparer vous-même des eaux aromatisées en y ajoutant des feuilles de menthe et/ou des rondelles de citron.

→ **Mangez des aliments croquants :** les carottes, les pommes ou les noix peuvent vous aider à retrouver la sensation de mâcher et vous distraire de l'envie de fumer.

NOTEZ CE QUI FONCTIONNE LE MIEUX POUR VOUS.

outil n° 13

Comment prendre **soin de soi ?**

Prendre soin de soi est un élément clé pour réussir l'arrêt du tabac, car s'octroyer du temps de qualité est essentiel pour développer et maintenir une bonne santé mentale et physique.

Mission 1 : Je prends soin de mon corps

Voici quelques astuces et exemples concrets pour vous aider à surmonter ce défi pas aussi simple qu'il y paraît :

→ **Faites de l'exercice régulièrement :** il peut s'agir de simples activités comme la marche, le jogging, la natation, le yoga, ou toute autre à votre convenance.

→ **Mangez sainement :** il est important de se nourrir avec des aliments riches en vitamines.

→ **Dormez suffisamment :** il est recommandé de dormir environ 7 à 8 heures par nuit. Donc faites le calcul pour savoir à quelle heure vous devez vous coucher en fonction de votre heure de réveil.

→ **Prenez soin de votre peau :** en arrêtant de fumer, votre peau retrouvera un aspect plus sain et moins terne. Vous pouvez booster sa remise en forme en l'hydratant et en utilisant une crème solaire.

Mission 2 : Je prends soin de mon esprit

→ **Pratiquez la méditation ou le yoga :** cela aide à réduire le stress et l'anxiété ainsi qu'à améliorer la concentration et la qualité du sommeil.

→ **Établissez des routines de relaxation :** il peut s'agir de la lecture, de la musique, de la peinture, de l'écriture ou de toute autre activité que vous jugez relaxante.

→ **Apprenez de nouvelles compétences :** cela permet de stimuler le cerveau et d'améliorer la confiance en soi. La compétence peut être simple, comme une nouvelle recette de cuisine, ou plus complexe, comme une nouvelle langue.

→ **Passez du temps avec vos amis et votre famille :** les relations sociales sont importantes pour la santé mentale.

Mission 3 : Je travaille sur l'estime de soi

Lorsque vous vous sentez bien dans votre peau, vous êtes plus enclin à continuer de prendre soin de vous et à persévérer dans votre démarche d'arrêter de fumer. En travaillant sur votre estime de soi, vous serez en mesure de prendre soin de vous de manière plus globale et de vous épanouir pleinement dans votre vie quotidienne.

Voici quelques conseils pour améliorer votre estime de soi :

→ **Identifiez vos points forts et valorisez-les.** Commencez par lister vos qualités ici :

....

....

....

→ **Fixez-vous des objectifs réalisables et célébrez chaque petite victoire.**

→ **Ne vous comparez pas aux autres**, mais concentrez-vous sur votre propre parcours.

→ **Acceptez vos imperfections** et apprenez à les aimer.

→ **Entourez-vous de personnes positives** qui vous soutiennent dans votre démarche.

Je m'offre une séance bien-être

CHOISISSEZ UNE IDÉE POUR VOUS FAIRE DU BIEN !

- ☐ Coiffeur/Barbier.
- ☐ Spa.
- ☐ Massage.
- ☐ Soin du visage.
- ☐ Manucure ou pédicure.
- ☐ Thérapie ou consultation psychologique.
- ☐ Séance de méditation ou de yoga.
- ☐ Cours de cuisine.
- ☐ Activité physique en groupe (par exemple : cours de danse).
- ☐ Séance de shopping pour trouver de nouveaux vêtements ou accessoires.
- ☐ Sortie culturelle (par exemple, visite d'un musée ou d'une exposition).

J'ai programmé .... le ....

« On obtient le bonheur dans la mesure où on ne l'attend que de soi. »

Marcel Jouhandeau

Pour atteindre le bonheur, il est important de se concentrer sur soi-même et de ne pas attendre que les autres ou des situations extérieures le procurent. De même, pour réussir à arrêter de fumer, il est important de prendre soin de soi-même, de son corps et de son esprit. On peut ainsi trouver la force intérieure nécessaire pour surmonter les difficultés de l'arrêt du tabac et atteindre un état de bien-être et de bonheur plus durable.

outil n° 14

Comment utiliser **l'art thérapie ?**

Pour les personnes qui ont arrêté de fumer, l'art thérapie peut être une ressource précieuse car elle peut aider à mieux gérer les ressentis intenses liés à l'arrêt du tabac et à penser à autre chose lorsque l'envie de fumer est présente.

Mission : Je choisis mon activité d'art thérapie

Voici quelques exemples de techniques d'art thérapie que vous pouvez essayer. N'hésitez pas à tester différentes disciplines pour trouver celle qui vous convient le mieux.

→ **La peinture :** elle vous permet de laisser libre cours à votre créativité et à votre imagination, tout en explorant vos émotions et en apprenant à les gérer de manière saine.

→ **Le dessin :** vous pouvez dessiner des images qui représentent vos émotions, ou simplement dessiner librement pour exprimer votre créativité. Le dessin peut également être utilisé pour se concentrer sur le moment présent et réduire le stress.

→ **Les mandalas :** colorier des mandalas, ces formes géométriques sacrées utilisées pour la méditation, aide à réduire le stress, améliore la concentration et favorise la relaxation. Les mandalas sont également utilisés pour explorer les émotions et les sentiments de manière créative.

À VOUS DE JOUER !

Prenez vos crayons de couleur et donnez-vous le temps pour colorier ce mandala à un moment où vous auriez normalement fumé une cigarette. Vous n'êtes pas obligé de le terminer en une fois, n'hésitez pas à y revenir plus tard.

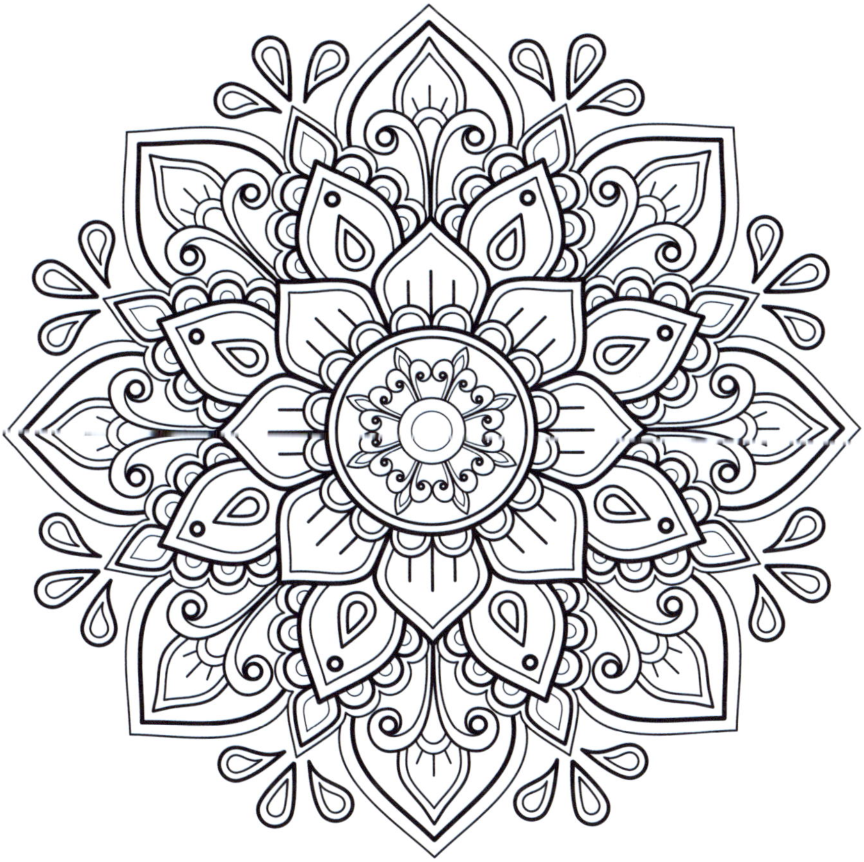

Si vous avez aimé cette activité, sachez qu'il existe de nombreux mandalas à imprimer gratuitement sur Internet.

→ **La sculpture :** elle permet de créer des formes en trois dimensions en utilisant des matériaux comme l'argile, la pierre ou le bois. Mais vous pouvez aussi commencer avec simplement de la pâte à modeler. La sculpture aide à exprimer les émotions et à mieux comprendre ses pensées et ses sentiments. Elle peut également être utilisée pour se centrer sur l'instant

« L'art lave notre âme de la poussière du quotidien. »

Pablo Picasso

L'art apporte un sentiment de calme et de clarté mentale. En utilisant l'art comme un outil de guérison, vous pourrez exprimer vos émotions de manière créative et trouver un soulagement émotionnel qui vous aidera à rester motivé dans votre arrêt du tabac.

outil n° 15

Comment faire si on s'ennuie ?

Lorsqu'on arrête de fumer, l'une des choses les plus difficiles est de combler le vide laissé par la cigarette. Car pour beaucoup de fumeurs, la cigarette est un compagnon constant, un moyen de faire face à l'ennui ou au stress. Cependant, il est important de se rappeler que fumer n'est pas une solution efficace pour combler l'ennui. La cigarette ne dure que quelques minutes et, une fois qu'elle est finie, l'ennui peut rapidement revenir.

Mission 1 : Je trouve des occupations pour combler le vide

Très souvent, on fume en faisant autre chose, et ce qui importe c'est l'activité secondaire, car la cigarette en elle-même ne comble pas l'ennui. Voici donc quelques pistes pour éviter l'oisiveté et le sentiment de manque qu'elle suscite souvent :

→ **Bougez :** la pratique régulière d'un sport ou d'une activité physique peut aider à réduire le stress et à combler l'ennui.

- **Lisez un livre ou un magazine :** choisissez un livre que vous avez toujours voulu lire ou un magazine qui vous intéresse et plongez-vous dedans.
- **Apprenez quelque chose de nouveau :** prenez un cours, apprenez une nouvelle langue, cuisinez un nouveau plat ou même commencez un nouveau hobby.
- **Passez du temps avec des amis ou en famille :** se socialiser est un excellent moyen de se distraire et de se sentir connecté aux autres. Vous pouvez organiser une soirée jeu ou une sortie.
- **Méditez ou pratiquez la pleine conscience :** ce sont des outils efficaces pour réduire le stress et l'anxiété.
- **Écrivez :** prendre le temps d'écrire dans un journal, de rédiger un poème ou une histoire, ou même de tenir un blog peut aider à se concentrer et à combler l'ennui.

« Chacun anticipe sur sa vie, tourmenté qu'il est de l'impatience de l'avenir et de l'ennui du présent. »

Sénèque

Les personnes qui arrêtent de fumer anticipent sur leur vie future et sont souvent impatientes de voir les résultats. Sur le moment, elles peuvent également ressentir de l'ennui, car elles ne savent pas comment remplir le vide laissé par la cigarette. Cette citation suggère que cette impatience et cet ennui sont en fait une distraction de l'instant présent, et qu'il est important de trouver des moyens de se concentrer sur l'instant et d'apprécier chaque étape du parcours d'arrêt du tabac. On peut ainsi profiter pleinement de la vie.

Mission 2 : Je crée ma boîte à ennui

Écrivez sur des petits morceaux de papier **25 idées d'activités** auxquelles vous pourriez vous livrer lorsque vous vous ennuyez.

Une fois que vous avez écrit vos 25 idées, prenez le temps d'en ajouter 25 autres que vous aimeriez essayer dans le futur. Vous pouvez inclure des activités que vous avez toujours voulu tester, des lieux que vous aimeriez visiter, des choses que vous aimeriez apprendre, etc.

Ensuite, mettez tous les papiers dans une boîte ou tout autre contenant et chaque fois que vous vous ennuyez, piochez un papier au hasard et faites l'activité indiquée. Cela peut vous aider à découvrir de nouveaux passe-temps et à rester motivé pendant votre parcours d'arrêt du tabac.

CHOISISSEZ PARMI CES ACTIVITÉS ET COMPLÉTER LA LISTE !

- ☐ Lire un livre
- ☐ Regarder un film
- ☐ Écouter de la musique
- ☐ Faire une série d'abdos
- ☐ Aller se promener
- ☐ Prendre un bain relaxant ou une douche
- ☐ Faire une séance de méditation ou de pleine conscience
- ☐ Écrire dans un journal
- ☐ Faire du jardinage (en pleine terre ou en pot)
- ☐ Jouer à un jeu de société
- ☐ Prendre un cours en ligne
- ☐ Colorier un mandala
- ☐ Faire de la cuisine ou de la pâtisserie
- ☐ Visiter un musée ou une galerie d'art (réelle ou virtuelle)
- ☐ Faire une sieste
- ☐ Prendre un café ou un thé avec un ami
- ☐ Faire du shopping ou du lèche-vitrine
- ☐ Se renseigner pour aller faire du bénévolat dans une association
- ☐ Faire un puzzle
- ☐ Réorganiser l'espace en changeant de place quelques meubles
- ☐ Préparer un pique-nique ou un goûter et le manger dehors
- ☐ Faire une séance de yoga ou de stretching

- ☐ Regarder une série ou une émission de télévision
- ☐ Jouer avec un animal de compagnie ou regarder une vidéo drôle d'animaux sur Internet
- ☐ Apprendre une nouvelle compétence ou une nouvelle langue en ligne (sites Web tels que Duolingo, Coursera, Udemy, etc.)

- ☐ ……………………………………………
- ☐ ……………………………………………
- ☐ ……………………………………………
- ☐ ……………………………………………
- ☐ ……………………………………………
- ☐ ……………………………………………
- ☐ ……………………………………………

outil n° 16

Comment booster son énergie ?

Beaucoup de fumeurs utilisent la cigarette pour se donner de l'énergie et de la motivation dans leur vie quotidienne. À l'arrêt du tabac, il est donc important de chercher des alternatives naturelles.

Mission 1 : Je maintiens mon niveau d'énergie

Voici quelques activités et conseils à mettre en place dans la journée :

→ **Pratiquer une activité physique.** Une séance d'exercice de 30 minutes peut augmenter considérablement la circulation sanguine, ce qui favorise la libération d'adrénaline et d'autres hormones qui procurent de l'énergie.

→ **Prendre une douche.** C'est un excellent moyen de se donner un coup de fouet pour commencer la journée. L'eau froide peut aider à stimuler le système nerveux sympathique, qui libère de l'adrénaline et favorise l'éveil. Quant à une douche chaude, elle vous détendra et vous préparera mentalement à la journée.

→ **Se rafraîchir avec un brumisateur.** Il existe des brumisateurs de petit format pratiques à transporter. Dès que vous avez un petit coup de mou, utilisez-le sur votre visage, vous constaterez que l'effet est immédiat. C'est un bon substitut si vous ne pouvez pas prendre de douche.

→ **Manger des aliments riches en vitamine C.** Cela peut aussi vous donner de l'énergie, car cette vitamine joue un rôle antifatigue. Voici quelques exemples d'aliments riches en vitamine C :

- Les agrumes (citrons, oranges, pamplemousses).
- Les baies (fraises, framboises, myrtilles).
- Les kiwis.
- Les poivrons rouges et verts.
- Les brocolis.
- Les épinards.

Vous pouvez également prendre des suppléments de vitamine C si vous avez besoin d'un coup de pouce supplémentaire. N'hésitez pas à demander l'avis d'un professionnel de santé (votre pharmacien par exemple).

→ **Boire suffisamment d'eau.** La déshydratation peut causer de la fatigue et de la somnolence. Vous pouvez ajouter du citron ou de la menthe à votre eau pour la rendre plus savoureuse et rafraîchissante.

→ **Prendre des pauses régulières.** Vous pouvez faire une courte pause de 10 à 15 minutes toutes les heures pour vous étirer, respirer profondément, ou faire une courte méditation qui vous aidera à vous concentrer et à recharger vos batteries.

Mission 2 : Je teste la technique de la respiration alternée

Cette technique de respiration, pas évidente à pratiquer au début, est à mettre en place pendant vos pauses pour stimuler votre énergie et améliorer votre motivation.

1. Asseyez-vous confortablement avec une colonne vertébrale droite et une respiration profonde.
2. Placez votre pouce droit sur votre narine droite et inspirez profondément par votre narine gauche en comptant mentalement jusqu'à 4.
3. Fermez votre narine gauche avec votre annulaire gauche et retenez votre respiration en comptant mentalement jusqu'à 4.
4. Retirez votre pouce de votre narine droite et expirez lentement par votre narine droite en comptant mentalement jusqu'à 8.
5. Inspirez maintenant par votre narine droite en comptant mentalement jusqu'à 4.
6. Fermez votre narine droite avec votre pouce droit et retenez votre respiration en comptant mentalement jusqu'à 4.
7. Retirez votre annulaire de votre narine gauche et expirez lentement par votre narine gauche en comptant mentalement jusqu'à 8.
8. Répétez cette séquence pendant 5 à 10 minutes, en alternant les narines à chaque cycle.

« L'énergie et la persévérance conquièrent toutes les choses. »

Benjamin Franklin

L'énergie et la persévérance sont des qualités clés pour atteindre vos objectifs. En choisissant de vous concentrer sur des activités qui nourrissent votre corps et votre esprit, et en étant persistant dans votre démarche, vous pourrez trouver une source d'énergie intérieure qui vous aidera à avancer vers une vie plus saine et plus équilibrée, sans avoir recours à la cigarette.

outil n° 17

Comment gérer les pensées automatiques négatives ?

Lorsque vous arrêtez de fumer, il est normal de se sentir parfois envahi de pensées négatives telles que l'envie de fumer, la peur de l'échec, ou encore l'incertitude quant à la capacité de maintenir votre arrêt. Il est important de reconnaître ces pensées négatives et de les gérer de manière constructive pour éviter de se laisser submerger.

Mission 1 : J'identifie les pensées négatives

COCHEZ CELLES QUI VOUS CORRESPONDENT ET COMPLÉTEZ LA LISTE !

- ○ « Je ne suis pas sûr de pouvoir tenir. »
- ○ « Je ne me sens pas bien. »
- ○ « Je vais grossir. »
- ○ « Je ne pourrai jamais avoir autant de plaisir sans la cigarette. »
- ○ « Je suis trop stressé pour faire face à cette situation sans fumer. »
- ○ « Je suis trop fatigué pour faire face à cette situation sans fumer. »
- ○ ....
- ○ ....
- ○ ....

Mission 2 : Je gère les pensées négatives

Je vous propose d'utiliser cette méthode en trois temps.

1 Remplacez les pensées négatives par des pensées positives.

Au lieu de penser : « Je ne suis pas sûr de pouvoir tenir », dites-vous plutôt « Je peux le faire, j'en suis capable ». Au lieu de penser : « Je ne pourrai jamais avoir autant de plaisir sans la cigarette », dites-vous « Je vais découvrir de nouvelles façons de m'amuser sans fumer ». Vous renforcez ainsi votre propre estime et votre motivation.

Prenez le temps de noter 3 pensées négatives et remplacez-les par des pensées positives.

☐ Pensée négative 1 : ....

→ Remplacée par pensée positive 1 : ....

☐ Pensée négative 2 : ....

→ Remplacée par pensée positive 2 : ……………………………………

☐ Pensée négative 3 : ……………………………………

→ Remplacée par pensée positive 3 : ……………………………………

2 Utilisez la visualisation.

Enregistrez le texte ci-dessous sur votre téléphone pour vous guider. Lisez-le très lentement et laissez 10 secondes entre chaque phrase. Cet exercice de visualisation guidée vous aidera à vous concentrer sur votre objectif et à vous donner la motivation nécessaire pour continuer.

1. Asseyez-vous confortablement et fermez les yeux. Respirez profondément et détendez-vous complètement.
2. Imaginez-vous un mois, six mois ou un an après avoir arrêté de fumer. Visualisez-vous en bonne santé et heureux. Vous respirez facilement, votre peau est plus claire, vos dents sont plus blanches, et vous vous sentez plus énergique que jamais. Vous êtes fier de vous-même pour avoir pris la décision de dire adieu à la cigarette.
3. Imaginez-vous en train de célébrer votre réussite avec vos amis et votre famille. Ils sont tous fiers de vous et vous félicitent pour votre réussite. Vous êtes entouré d'amour et de soutien, et vous êtes conscient que vous êtes une source d'inspiration pour les autres.
4. Restez dans cet état de célébration et de fierté aussi longtemps que vous le souhaitez. Lorsque vous êtes prêt, ouvrez doucement les yeux et revenez dans le moment présent, en gardant cette image de vous-même, non-fumeur, heureux et en bonne santé dans votre esprit.

3 Pratiquez la respiration profonde en vous concentrant sur votre respiration. Cela vous aidera à vous calmer, à vous détendre et à dissiper les pensées négatives qui vous submergent.

« Changez vos pensées et vous changez votre monde. »

Brian Tracy

Prenez le temps de réfléchir à vos pensées négatives, analysez-les et remplacez-les par des affirmations positives.

outil n° 18

Comment gérer les critiques ou les jugements ?

Lorsque vous arrêtez de fumer, vous pouvez vous retrouver confronté à des critiques ou à des jugements de la part des autres. C'est étonnant mais ça arrive… Certains peuvent être bien intentionnés, tandis que d'autres peuvent être délibérément négatifs ou même hostiles.

Mission 1 : Je fais face aux critiques

Les critiques peuvent porter sur votre capacité de tenir votre engagement, vos changements d'habitudes, votre santé ou encore votre personnalité.

COCHEZ LES PHRASES QUE VOUS REDOUTEZ D'ENTENDRE ET COMPLÉTEZ LA LISTE !

○ « Tu n'as jamais réussi à arrêter avant, pourquoi y arriverais-tu maintenant ? »

- « Tu as pris du poids depuis que tu as arrêté de fumer, n'est-ce pas ? »
- « Pourquoi te prives-tu de quelque chose qui te fait du bien ? »
- « Tu devrais peut-être fumer une cigarette de temps en temps, juste pour te détendre. »
- ....
- ....
- ....

Apprenez à faire face à ces critiques pour continuer à maintenir votre engagement et éviter les rechutes.

1. **Restez ferme dans votre décision.** Rappelez-vous que cette décision est la vôtre, que vous l'avez prise pour votre bien-être personnel et que vous avez le droit de prendre soin de votre santé.
2. **Expliquez votre décision.** Cela peut aider à dissiper les malentendus et montrer que vous êtes sérieux dans votre démarche.
3. **Pratiquez la communication assertive.** Cela consiste à exprimer ses sentiments et ses besoins de manière claire et directe, sans porter de jugement sur l'autre personne. Par exemple, vous pourriez dire : « Je comprends que tu puisses avoir des inquiétudes, mais pour moi, arrêter de fumer est une décision importante pour ma santé et je suis convaincu que c'est la bonne chose à faire. »
4. **Ne prenez pas les critiques personnellement.** Rappelez-vous que chacun a sa propre opinion et que vous êtes en train de faire quelque chose de positif pour vous-même.
5. **Trouvez du soutien.** Entourez-vous de personnes positives et encourageantes ou cherchez un appui auprès de groupes de soutien ou d'un professionnel de santé.
6. **Utilisez les critiques comme une motivation supplémentaire.** Considérez-les comme un défi à relever plutôt que comme une source de stress ou de découragement. Dites-vous que vous allez prouver à tout le monde que vous pouvez réussir.

7. **Soyez indulgent envers vous-même.** Arrêter de fumer peut être difficile, mais il est important de se rappeler que vous êtes en train de changer votre mode de vie de manière positive pour votre santé. Prenez le temps de célébrer chaque petite victoire.

Mission 2 : Je rédige des cartes de compliments

C'est un moyen ludique de se concentrer sur les remarques positives dans son parcours d'arrêt du tabac, donc sur le verre à moitié plein plutôt que sur le verre à moitié vide.

Répétez cette mission aussi souvent que vous le souhaitez tout au long de votre parcours d'arrêt du tabac.

1. Prenez un papier cartonné et fabriquez des cartes de jeu en forme de cœur ou d'étoile. Prenez également un stylo ou un feutre coloré.
2. Écrivez des compliments sur chaque carte en utilisant des phrases positives.

COCHEZ LES EXEMPLES QUI VOUS PARLENT ET COMPLÉTEZ LA LISTE !

- ○ « Je suis fier d'avoir pris la décision d'arrêter de fumer. »
- ○ « À chaque jour sans cigarette, je deviens plus fort. »
- ○ « Je suis reconnaissant de prendre soin de ma santé et de mon bien-être. »
- ○ « Je suis une personne déterminée qui peut surmonter cette dépendance. »
- ○ « Je suis en train de transformer ma vie pour le mieux. »
- ○ « Je suis en train de gagner la bataille contre le tabagisme. »
- ○ « Je suis un modèle pour ceux qui cherchent à arrêter de fumer. »
- ○ « Je suis capable de faire face aux défis qui se présentent dans mon parcours d'arrêt du tabac. »
- ○ « Je suis en train de devenir une personne plus heureuse et plus saine. »
- ○ « Je suis fier de chaque petit pas que je fais pour atteindre mon objectif d'arrêter de fumer. »

- ○ ....
- ○ ....
- ○ ....

3. Placez toutes les cartes de compliments dans un sac, un chapeau ou un bocal.
4. Tirez une carte du sac et lisez-la à voix haute. Prenez le temps de recevoir le compliment avec gratitude.
5. Répétez le processus jusqu'à ce que vous ayez reçu plusieurs compliments.

« Un pessimiste voit la difficulté dans chaque opportunité, un optimiste voit l'opportunité dans chaque difficulté. »

Winston Churchill

Il faut se concentrer sur les aspects positifs d'une situation plutôt que sur les difficultés ou les côtés négatifs. Il faut adopter une attitude optimiste pour chercher des opportunités et des avantages, même dans des situations qui peuvent sembler difficiles ou négatives.

outil n° 19

Comment refuser une cigarette ?

Lorsqu'on arrête de fumer, il est important d'être prêt à refuser une cigarette si quelqu'un vous en propose une. Cela va vous arriver, et même de la part de certains amis. Dire non peut alors être difficile, surtout si vous êtes entouré de fumeurs ou si vous êtes dans un environnement social qui encourage la consommation de tabac.

Mission 1 : Je réfléchis à mon plan d'action

Afin de pouvoir faire face à cette situation, je vous conseille d'anticiper les difficultés que vous allez rencontrer pour mieux vous y préparer. Voici donc quelques conseils pour vous sortir de ce guêpier (bien entendu, vous pouvez les adapter à votre ressenti).

1. **Soyez ferme, mais poli.** Dites simplement : « Non merci, je ne fume plus. » Vous n'avez pas besoin de donner d'explications supplémentaires.

2 **Utilisez la technique du disque rayé.** Répétez la même phrase courte lorsque vous êtes sollicité pour fumer. Voici ce que cela peut donner :

« Viens on va fumer une clope.

– Non merci, je ne fume plus.

– Oh allez… juste une, ça va pas remettre ton arrêt en cause.

– Non merci, je ne fume plus.

– Vraiment t'es sûr ?

– Non merci, je ne fume plus. »

Cette technique est très efficace, car elle montre que vous êtes déterminé à maintenir votre décision.

3 **Restez positif.** Rappelez-vous pourquoi vous avez arrêté de fumer et concentrez-vous sur les avantages de cette décision.

4 **Offrez une alternative.** Par exemple, vous pouvez dire : « Non merci, je préfère un chewing-gum » ; ou : « Je n'ai pas envie de fumer, mais je suis partant pour une petite promenade. »

5 **Refusez avec humour.**

« L'humour est le plus court chemin d'un homme à un autre. »

Georges Wolinski

L'humour pour refuser une cigarette peut permettre de se connecter plus facilement avec son interlocuteur et éviter les malentendus ou les conflits potentiels. Cela peut également aider ce dernier à comprendre que vous êtes sérieux dans votre décision d'arrêter de fumer, tout en renforçant votre lien avec lui. Cela va créer une atmosphère détendue et amicale qui facilitera la communication et pourra rendre la situation plus agréable pour tout le monde.

Mission 2 : J'apprends 3 répliques humoristiques par cœur

Prenez le temps de réfléchir à des répliques humoristiques qui vous correspondent. Utiliser l'humour peut rendre la situation moins stressante et aider à maintenir une ambiance conviviale. Mais gardez à l'esprit que l'humour ne fonctionne pas toujours ! **Les répliques doivent être courtes, amusantes et directes, et convenir à votre personnalité.**

CHOISISSEZ VOS 3 RÉPLIQUES !

- ◯ « Non merci, je viens de me brosser les dents et je ne veux pas ruiner mon haleine fraîche. »
- ◯ « Non merci, je dois garder mes poumons en forme pour ma prochaine compétition de course à pied. »
- ◯ « Non merci, je suis en train de devenir un super-héros, et les super-héros ne fument pas. »
- ◯ « Non merci, je ne veux pas que ma coiffure prenne feu. »
- ◯ « Non merci, je ne veux pas que mes dents jaunissent à nouveau. »
- ◯ « Non merci, je viens d'investir dans un stock de souffle frais et je ne veux pas le gâcher. »
- ◯ « Désolé, mais j'essaie d'économiser de l'argent pour acheter une île privée et je ne peux pas me permettre de le gaspiller en cigarettes. »
- ◯ ……………………………………………………………………
- ◯ ……………………………………………………………………
- ◯ ……………………………………………………………………

outil n° 20

Comment faire de l'activité physique son alliée ?

L'activité physique fait partie des outils efficaces dans l'aide à l'arrêt du tabac. Et on ne dira jamais assez à quel point elle est bienfaisante pour le mental et pour le corps. N'hésitez pas à consulter un médecin ou un professionnel de la santé avant de commencer une nouvelle activité ou une nouvelle routine d'exercices.

Mission 1 : Je réfléchis à tous les bienfaits du sport

L'activité physique permet :

→ **De réduire les symptômes du sevrage et d'améliorer l'humeur.** L'arrêt du tabac peut entraîner des symptômes de sevrage désagréables, tels que l'irritabilité, l'anxiété et la dépression. L'activité physique aide à réduire ces symptômes en libérant des endorphines.

- **De limiter la prise de poids.** Le fait de fumer augmentait votre métabolisme de base, c'est-à-dire la quantité de calories que vous brûlez au repos (battements du cœur, respiration...). En arrêtant de fumer, votre métabolisme de base revient à un niveau normal, mais inférieur à celui que vous aviez en fumant, et cela peut entraîner une prise de poids. L'exercice physique régulier vous permet de la limiter.
- **D'améliorer la santé cardiovasculaire.** L'activité physique aide à booster la santé cardiovasculaire en renforçant le cœur et les vaisseaux sanguins, en réduisant l'inflammation causée par le tabac, en améliorant la circulation sanguine.
- **D'améliorer la santé respiratoire.** L'activité physique renforce les muscles respiratoires et améliore la capacité pulmonaire.

200 kcal à brûler

En moyenne, fumer un paquet de cigarettes consomme environ 200 kcal. Pour compenser, il est recommandé de faire au moins 30 minutes d'exercice modéré par jour. Ce n'est pas si énorme quand on y pense !

Mission 2 : Je planifie une activité physique régulière

Choisissez une nouvelle activité qui vous plaît et qui convient à votre emploi du temps. Voici quelques exemples :

- **Marche rapide :** planifiez une marche dans un parc, dans une forêt ou à la campagne de 30 à 45 minutes une fois dans la semaine (vous pouvez vous munir de bâtons pour faire de la marche nordique si vous le souhaitez).

→ **Course à pied :** planifiez une séance de course à pied d'une durée de 30 minutes par semaine. Si vous de parvenez pas à courir 30 minutes au début, vous pouvez y aller progressivement en alternant marche et course

→ **Natation :** planifiez une séance de natation par semaine.

Choisissez une activité que vous appréciez et qui vous motive. Prévoyez un créneau régulier chaque semaine pour vous y consacrer.

« Le sport va chercher la peur pour la dominer, la fatigue pour en triompher, la difficulté pour la vaincre. »

Pierre de Coubertin

L'arrêt du tabac peut être effrayant, fatigant et difficile, mais l'exercice physique aide à surmonter ces défis. Le sport permet de vaincre la peur de l'arrêt du tabac en renforçant la confiance en soi et en apportant une sensation de bien-être.

Mission 3 : Je marche dès que possible

Marcher est une excellente façon de rester actif et de brûler des calories. Essayez de marcher autant que possible dans votre vie quotidienne.

→ **Si vous devez effectuer un petit trajet**, marchez au lieu de prendre la voiture ou les transports en commun.

→ **Empruntez les escaliers** au lieu de l'ascenseur.

→ **Planifiez des promenades** avec des amis ou des membres de votre famille.

→ **Essayez de trouver des moyens d'intégrer la marche dans votre vie quotidienne.**

Pour vous aider et vous motiver, téléchargez une application gratuite pour smartphone qui vous permettra de regarder le nombre de pas effectués par jour.

On se détend à propos des 10 000 pas

Il est recommandé de marcher 10 000 pas par jour, soit 7,5 kilomètres (un pas équivaut à 75 centimètres en moyenne), du premier pas du réveil jusqu'au coucher. Mais ce nombre de 10 000 pas, c'est avant tout du marketing incitatif ! C'est comme les 5 fruits et légumes par jour ! L'inconvénient, c'est que cet objectif semble difficile à atteindre. Du coup, si on fait entre 2 000 et 4 000 pas par jour, on peut vite se décourager.

Il est conseillé d'y aller progressivement. Chiffrez votre nombre de pas et essayez de doubler votre objectif : par exemple, passez de 2 000 à 4000 pas. Ne vous fixez pas des objectifs trop élevés au risque de peiner à les atteindre et d'abandonner en cas d'échec.

Si vous commencez très prudemment, vous finirez par vous dire que, finalement, 4 000 pas, ça va. Et vous pourrez ensuite passer à 5 000. Peu à peu, vous atteindrez peut-être les 10 000 pas. Et si ce n'est pas tout à fait le cas, ce n'est pas grave ! L'essentiel, c'est de marcher.

outil n° 21

Comment se concentrer sans cigarette ?

Lorsqu'on arrête de fumer, il est fréquent d'éprouver des difficultés à se concentrer. La cigarette, souvent considérée comme un « aide-mémoire » ou une source de réconfort, peut être associée à certaines tâches ou situations, ce qui peut perturber la concentration lorsqu'elle est absente. Il existe cependant des moyens efficaces pour retrouver sa concentration sans cigarette.

Mission 1 : Je réfléchis à ma façon de travailler

Pour éviter de laisser votre esprit s'échapper, voici quelques pistes :

→ **Créez un environnement de travail calme et propice à la concentration.** Pour cela, vous pouvez réaménager la pièce dans laquelle vous travaillez, faire un gros rangement si nécessaire, acheter une bougie qui vous apaisera…

- **Réduisez les distractions.** Éteignez votre téléphone portable ou mettez-le en mode avion. Fermez les fenêtres, éliminez les bruits de fond et les sources de distraction. Si vous travaillez sur un ordinateur, fermez toutes les applications inutiles et concentrez-vous sur la tâche en cours. Peut-être pouvez-vous même désactiver les notifications de votre messagerie.
- **Faites des pauses régulières.** Travailler pendant de longues périodes entraîne de la fatigue mentale et diminue la capacité de concentration. Pour éviter cela, planifiez des pauses régulières tout au long de la journée. Profitez de ces pauses pour faire un peu de marche, des étirements ou tout simplement pour vous détendre. Prendre de courtes pauses régulières aide à maintenir la concentration sur le long terme.
- **Buvez régulièrement de l'eau.** La déshydratation peut entraîner des symptômes tels que la fatigue, la confusion et le manque de concentration. Pour éviter cela, assurez-vous de boire suffisamment d'eau tout au long de la journée, sans attendre d'avoir soif. Gardez toujours une gourde d'eau à portée de main.

Mission 2 : Je pratique la méditation

N'oubliez pas que la concentration est une compétence qui peut être améliorée avec de la pratique et de la persévérance. La méditation de pleine conscience permet de la renforcer, puisqu'elle consiste à **se concentrer sur le moment présent, sans jugement ni distraction**. Vous pouvez programmer une séance par jour, ou tous les deux jours, au moment de la journée qui vous convient le mieux. Voici comment commencer (sachant qu'il existe de nombreuses applis…) :

1. Asseyez-vous confortablement et fermez les yeux.
2. Concentrez-vous sur votre respiration.
3. Laissez vos pensées traverser votre esprit et le quitter sans vous y attacher.
4. Répétez l'exercice pendant 5 à 10 minutes (puis augmentez progressivement la durée à mesure que vous vous sentez plus à l'aise).

Mission 3 : Je pratique la respiration profonde

Lorsque que vous sentez que vous ne réussissez plus à vous concentrer, je vous conseille d'arrêter de lutter et de vous lancer dans une séance de respiration profonde. C'est **une technique simple et efficace qui permet au cerveau de lâcher prise**... pour mieux se remobiliser ensuite.

1. Asseyez-vous confortablement et fermez les yeux.
2. Inspirez profondément par le nez en comptant jusqu'à 4.
3. Retenez votre respiration en comptant jusqu'à 7.
4. Expirez lentement par la bouche en comptant jusqu'à 8.
5. Répétez l'exercice pendant 5 à 10 minutes.

Mission 4 : Je planifie des activités physiques

L'exercice physique est une excellente façon de se libérer du stress, d'améliorer son humeur et d'augmenter sa capacité de concentration. Certaines activités comme le yoga, le Pilates nécessitent une mobilisation plus intense de la concentration, et permettent donc de la « muscler ». Je ne répéterai jamais assez qu'il est essentiel de prévoir au moins une séance de sport par semaine.

« Il n'y a pas de bonheur. Il n'y a que de la concentration. »

Al Pacino

Lorsque vous êtes concentré sur une tâche que vous appréciez, vous vous sentez heureux. Pour apprendre à se concentrer sans la cigarette, il est important de se focaliser sur les avantages et les bénéfices d'une tâche que l'on apprécie.

outil n° 22

Comment faire si on se décourage ?

Il est important de ne pas abandonner et de mettre tout en œuvre pour comprendre les raisons qui font que vous trouvez l'arrêt du tabac trop difficile. Il peut s'agir du manque physique de nicotine, de la dépendance comportementale ou de la dépendance psychologique.

Mission 1 : Je m'assure d'avoir bien suivi tous les conseils

Si vous n'avez pas suivi tous **les conseils donnés dans la partie « Préparation »** de ce livre, reprenez-les un par un.

Si vous les avez suivis, il peut être utile de faire le point avec un tabacologue de **Tabac Info Service**. Il saura analyser la situation et trouver les solutions.

Et voici quelques conseils supplémentaires qui peuvent vous aider :

1. **Parlez de vos difficultés à votre médecin ou à un professionnel de la santé.** Il pourra vous conseiller sur les différentes options de traitement disponibles, mais aussi vous recommander des groupes de soutien ou des programmes d'arrêt du tabac.

2. **Trouvez un soutien social.** Si vous ne l'avez pas encore fait, intégrer un groupe de soutien pour fumeurs, en ligne ou en présence vous permettra d'obtenir des conseils d'ex-fumeurs qui vivent la même expérience que vous.

3. **Utilisez des techniques de gestion du stress.** Essayez la méditation, le yoga, la respiration profonde ou d'autres techniques de relaxation pour vous aider à vous calmer (voir « Comment se concentrer sans cigarettes ?», page 184).

4. **Évitez les déclencheurs.** Fuyez les situations ou les personnes qui vous incitent à fumer et les endroits où vous êtes habitué à fumer.

5. **Faites de l'exercice régulièrement**, même si ce n'est que quelques minutes par jour.

6. **Soyez gentil avec vous-même.** Traitez-vous avec gentillesse et compassion, ne vous blâmez pas si vous avez fait une rechute et n'oubliez pas que chaque jour sans fumer est un succès.

Mission 2 : Je crée mon propre plan d'action

REMPLISSEZ LE TABLEAU CI-CONTRE !

→ **Dans la première colonne**, notez toutes les raisons pour lesquelles vous avez décidé d'arrêter de fumer. Il peut s'agir de raisons de santé, financières, sociales, etc.

→ **Dans la deuxième colonne**, notez toutes les difficultés que vous rencontrez. Il peut s'agir de symptômes de sevrage, de déclencheurs qui vous incitent à fumer, de stress ou d'autres facteurs qui vous mettent en difficulté.

→ **Pour chaque difficulté identifiée dans la deuxième colonne, réfléchissez à une ou plusieurs stratégies à mettre en place pour la surmonter** et notez-les dans la troisième colonne. Par exemple, si vous êtes stressé et que cela vous incite à fumer, vous pouvez essayer la méditation ou le yoga pour gérer votre stress.

Pourquoi j'ai arrêté de fumer	Mes difficultés	Mes statégies pour surmonter mes difficultés

outil n° 22

RÉDIGEZ VOTRE NOUVEAU PLAN D'ACTION EN CAS D'ENVIE DE FUMER…

« *Plus grand est l'obstacle, et plus grande est la gloire de le surmonter.* »

Molière

En décidant d'arrêter le tabac, vous risquez d'être confronté à de nombreux obstacles, mais en les surmontant et en atteignant votre objectif, vous pourrez ressentir une grande fierté et une grande satisfaction. Et ce chemin, même s'il est difficile, en vaut la peine à long terme.

outil n° 23

Comment gérer les envies de fumer en terrasse ?

Les terrasses de café peuvent représenter un véritable défi, surtout lorsqu'il fait beau et que l'envie de prendre l'air est forte. Pourtant, il est possible de gérer ces envies de fumer particulièrement envahissantes en suivant quelques astuces simples.

Mission 1 : J'organise ma première terrasse avec des non-fumeurs

Pour vous entraîner et ne pas vous mettre trop en difficulté, organisez votre première terrasse sans cigarette avec des amis ou des membres de votre famille qui ne fument pas.

TÉLÉPHONEZ À 2 OU 3 PERSONNES ET ORGANISEZ CETTE SORTIE.

Ma première terrasse sans tabac aura lieu le ……………………………………

avec ……………………………………………………………………

outil n° 23

« L'optimisme, c'est voir la vie à travers un rayon de soleil. »

Carmen Sylva

Il est important de se concentrer sur les aspects positifs de la situation plutôt que de se focaliser sur le manque de cigarette. Lorsque vous êtes à la terrasse d'un café, essayez de vous concentrer sur le moment agréable que vous passez avec vos amis, profitez pleinement de l'instant présent. L'optimisme vous aidera à voir la situation sous un jour plus positif et à vous libérer de la dépendance à la cigarette.

Mission 2 : Je dresse mon plan d'action spécial terrasses

→ **Rappelez-vous les raisons pour lesquelles vous avez décidé d'arrêter de fumer** et gardez cette motivation en tête. Essayez de visualiser les avantages que vous allez retirer de votre arrêt du tabac et de vous rappeler que chaque jour sans cigarette est une victoire.

→ **Concentrez-vous sur le moment présent et profitez-en.** Prenez conscience que le plaisir réel n'est pas de fumer, mais de profiter du moment présent (le soleil, les amis…).

→ **Trouvez des distractions pour vous occuper l'esprit.** Observez les passants, regardez les vitrines des magasins ou discutez avec vos amis.

→ **Munissez-vous d'un objet de substitution** pour vous occuper les mains ou pour vous donner une sensation de succion (voir « Comment s'occuper les mains et la bouche ? », page 155).

→ **Au besoin, faites une pause.** Si l'envie de fumer est trop forte, n'hésitez pas à vous éloigner de la terrasse du café ou du bar, en allant aux toilettes par exemple. Profitez-en pour respirer profondément et essayez de vous calmer.

→ **Trouvez un soutien.** N'hésitez pas à parler de votre difficulté à un ami ou à un membre de votre famille qui pourra vous accompagner et vous soutenir lors de vos premières terrasses sans tabac.

→ **Limitez votre consommation d'alcool.** Lors des premières terrasses, privilégiez des boissons sans alcool qui ne déclenchent pas l'envie fumer.

→ **N'oubliez pas vos formes orales (pastilles ou gommes de nicotine) ou votre vape**, si c'est trop difficile.

outil n° 24

Comment gérer les envies de fumer en voiture ?

La voiture est un lieu de prédilection pour les fumeurs. La cigarette peut donc être une tentation constante dès que vous prenez le volant, que ce soit pour vous rendre au travail, pour faire des courses ou pour voyager. Mais avec un peu de préparation et de détermination, vous pourrez aussi réussir à gérer ces envies.

Mission 1 : Je mets en place de nouvelles habitudes

Votre cerveau est capable de former de nouvelles habitudes. Donc en répétant une même action chaque fois que vous montez en voiture, vous pourrez créer une association mentale entre cette nouvelle habitude et le fait de conduire. Cette association vous aidera à réduire les envies de fumer en voiture à long terme. Cependant, **pour que la nouvelle habitude devienne un automatisme, il faudra environ 3 semaines**. Restez donc déterminé et persévérant.

Il est important de trouver ce qui fonctionne le mieux pour vous comme alternative. Voici les pistes que je vous propose :

- **Prendre un chewing-gum ou un bonbon sans sucre.**
- **Avoir une gourde d'eau à portée** de main et boire une gorgée dès que vous avez envie de fumer.
- **Respirer quelques gouttes d'huile essentielle préalablement déposées** sur votre poignet.
- **S'autoriser des petits grignotages sains.** Vous pouvez utiliser une petite boîte facilement accessible et placée dans un endroit sûr pour éviter toute distraction pendant la conduite.
- **Faire des exercices de respiration.** Inspirez profondément et expirez lentement, en vous concentrant sur chaque respiration.

Et si l'envie devient trop forte ?

N'oubliez jamais que vous pouvez à tout moment prendre votre forme orale de nicotine (pastilles ou gommes) ou votre vape.

Mission 2 : Je prépare des playlists

La musique est une excellente alternative pour vous aider à gérer les envies de fumer en voiture. Elle aide à réduire le stress et l'anxiété, souvent déclencheurs de l'envie de fumer. Préparez-vous donc **une playlist de chansons que vous aimez, qui vous mettent de bonne humeur** et que vous pouvez chanter à tue-tête ! Cela libère des endorphines dans votre cerveau, ce qui **peut vous aider à vous sentir bien et à réduire l'envie de fumer**.

Cependant, il est important de noter que cette stratégie ne fonctionne pas pour tout le monde. Certaines personnes préfèrent conduire en silence, ou écouter des podcasts ou des livres audio. Il est donc important de trouver ce qui fonctionne le mieux pour vous en termes d'alternative.

« La voiture est étrange : à la fois comme une petite maison et comme un vaisseau sidéral. »

Philippe Delerm

En voiture, avec les bonnes stratégies, vous pouvez trouver des alternatives à la cigarette et vous distraire de vos envies de fumer. Comme un astronaute, vous devez être prêt à affronter les défis de cet espace confiné. Alors, enfilez votre combinaison et partez à la conquête d'un avenir sans tabac, dans votre propre vaisseau automobile !

outil n° 25

Comment gérer les relations amoureuses ?

Arrêter de fumer est un défi majeur pour la plupart des fumeurs, mais cela peut être encore plus difficile lorsqu'on est en couple ou que l'on rencontre quelqu'un pendant l'arrêt. Dans cet outil, nous allons aborder plusieurs cas de figure et voir quelles attitudes adopter pour maintenir une relation saine tout en arrêtant de fumer.

Situation 1 : Je suis en couple avec un fumeur ou une fumeuse

Voici les points clés qui vous permettront de mettre toutes les chances de votre côté pour réussir votre arrêt dans cette situation délicate.

→ **Efforcez-vous de comprendre les défis liés à la cohabitation avec un fumeur.** Si votre partenaire continue de fumer pendant que vous vous arrêtez, cela peut créer des tensions dans la relation. Il est important de prendre conscience que votre partenaire peut se sentir jugé ou critiqué si vous essayez de le pousser à arrêter de fumer. L'important est d'en parler ouvertement et honnêtement pour trouver des solutions qui vous conviennent à tous les deux.

→ **Communiquez avec votre partenaire pour éviter les tentations de fumer.** Parlez-lui de votre détermination à arrêter de fumer et des difficultés que vous rencontrez. Demandez-lui de ne pas fumer en votre présence et de ne pas vous offrir de cigarettes. En contrepartie, vous ne lui tiendrez pas de discours moralisateurs sur la cigarette.

→ **Trouver des alternatives pour remplacer les pauses cigarettes.** Pour remplacer ces moments de détente, de partage et de calme, il est possible de prendre des pauses ensemble pour discuter, faire des exercices de respiration, boire une tisane relaxante, faire une promenade...

Situation 2 : Je rencontre quelqu'un pendant l'arrêt du tabac

Il est important d'**être honnête dès le début de la relation**. Dites à la personne que vous êtes en train d'arrêter de fumer. Si l'autre personne fume, ne la jugez pas et ne la poussez pas à arrêter si elle ne le souhaite pas. Mais dites-lui que vous comptez sur elle pour ne pas vous proposer de cigarette. **Essayez de rester fort et de résister à la tentation.** Vous pouvez aussi suggérer des activités qui n'impliquent pas la cigarette, comme une promenade ou un dîner romantique.

Situation 3 : Je maintiens ma satisfaction sexuelle

La cigarette après l'amour est souvent associée à la détente et à la satisfaction sexuelle, mais il est important de ne pas confondre les deux.

La cigarette ne contribue en rien à la satisfaction sexuelle, elle peut même nuire à la santé sexuelle à long terme. Il est possible de trouver de nouvelles manières de se relaxer ensemble, de prendre son temps pour se connecter physiquement et émotionnellement, et de maintenir une communication ouverte sur les envies et les besoins de chacun.

COCHEZ UNE ACTIVITÉ QUI POURRAIT REMPLACER LA CIGARETTE APRÈS L'AMOUR !

- ☐ Prendre une douche ensemble.
- ☐ Écouter de la musique douce.
- ☐ Se masser mutuellement.
- ☐ Regarder un film romantique.
- ☐ Faire une promenade main dans la main.
- ☐ Prendre le temps de discuter de vos sentiments.
- ☐ Boire une tisane ou une boisson chaude relaxante.
- ☐ Se blottir sous une couverture douillette et se prendre dans les bras l'un de l'autre.
- ☐ Faire une séance de méditation ou de respiration profonde ensemble.
- ☐ Préparer et déguster un dessert gourmand à deux.

« L'amour ne donne aucun droit sur l'autre, seulement le devoir de le respecter. »

Jacques Salomé

L'arrêt du tabac est une décision personnelle qui ne doit pas être imposée à l'autre. Le respect mutuel dans une relation amoureuse est essentiel pour maintenir une communication saine et équilibrée, pour encourager l'autre à atteindre ses objectifs personnels et pour construire une relation fondée sur l'amour et la confiance.

outil n° 26

Comment gérer certains désagréments physiques ?

L'arrêt du tabac peut entraîner une multitude de symptômes désagréables... qui témoignent néanmoins que votre corps se libère des produits toxiques liés à la fumée.

Mission 1 : Je gère la constipation

La nicotine a un effet stimulant sur les muscles de l'intestin, ce qui peut faciliter la digestion et favoriser les selles régulières. Lors de l'arrêt du tabac, votre corps doit s'adapter à l'absence de nicotine, ce qui peut causer une diminution de la motricité intestinale et conduire à la constipation. Il est donc **important de prendre soin de votre santé digestive pendant cette période de transition**.

Voici quelques idées de changements de mode de vie simples et naturels pour vous aider à réduire la constipation liée à l'arrêt du tabac :

→ **Buvez suffisamment d'eau :** au moins 8 à 10 verres d'eau par jour pour aider à ramollir les selles et faciliter le transit intestinal. Si vous avez du mal, vous pouvez ajouter du jus de citron dans l'eau ou boire des tisanes.

→ **Mangez des aliments riches en fibres.** Les légumes, les fruits frais, les céréales complètes et les légumineuses sont d'excellentes sources de fibres. Essayez d'inclure ces aliments dans votre alimentation quotidienne pour aider à favoriser des selles régulières.

→ **Faites de l'exercice régulièrement.** Cela stimule les muscles de l'intestin et aide à en réguler les mouvements.

→ **Prenez le temps d'aller tranquillement aux toilettes.** Même si vous n'avez pas envie, essayez d'aller aux toilettes à heures régulières chaque jour, ce qui aidera votre corps à établir une routine et facilitera la vidange de votre système digestif.

→ **Évitez les laxatifs.** Ils ne doivent pas être utilisés de façon régulière, car ils peuvent aggraver la constipation à long terme. Essayez plutôt de résoudre le problème de manière naturelle. Et si ça ne s'améliore pas, parlez-en à votre médecin.

Mission 2 : Je gère la toux et le mal de gorge

À l'arrêt du tabac, vous pouvez ressentir des irritations de la gorge, ou même souffrir de sinusite, d'angine ou de rhume. Ne vous inquiétez pas, ces signes sont normaux et même encourageants.

La fumée de tabac contient de nombreux produits nocifs qui ont perturbé le fonctionnement de votre organisme pendant longtemps. Ils ont notamment altéré la structure de votre appareil respiratoire et affaibli votre système immunitaire. **Lorsque vous arrêtez de fumer, votre corps retrouve progressivement un fonctionnement normal, ce qui peut entraîner ces symptômes transitoires.** La toux est un signe positif montrant que les cils vibratiles de votre gorge et les cellules de vos bronches sont en train de se remettre à évacuer les déchets. En effet, lorsque vous fumiez, ces mécanismes de défense ne fonctionnaient plus efficacement.

Toutefois, si les symptômes persistent ou si vous avez de la fièvre, n'hésitez pas à consulter votre médecin pour écarter tout autre problème de santé.

Mission 3 : Je gère la nervosité, le stress, l'agressivité

Ces symptômes sont temporaires et vous êtes capable de les surmonter ! Dans un premier temps, rappelez-vous que la cigarette ne résout jamais un problème et qu'elle ne fait qu'entretenir votre dépendance et ainsi que maintenir le cercle vicieux.

Voici donc quelques conseils pour vous aider à tenir bon :

→ **Identifiez la ou les causes de votre agacement.** Les premières semaines, essayez d'éviter ces situations. Si ce n'est pas possible, isolez-vous quelques instants ou, si vous le pouvez, marchez un peu quand vous sentez monter votre agacement. Respirez profondément, et votre calme reviendra.

→ **Adoptez une hygiène de vie saine et prenez soin de vous.** Bougez tous les jours, dormez suffisamment et évitez l'alcool ainsi que les boissons riches en caféine.

→ **Prenez du temps pour vous.** Acceptez de ne pas pouvoir tout faire, reposez-vous quand vous êtes fatigué et réservez-vous des moments de calme et de détente.

→ **Pratiquez des exercices de relaxation et de respiration.** Des applications de méditation ou des exercices de cohérence cardiaque peuvent être très utiles.

→ **Faites-le point avec votre médecin ou votre tabacologue.** Vérifiez que vous avez le bon dosage de votre traitement par substituts nicotiniques (voirJ-8, page 30). N'hésitez pas à prendre des formes orales (pastilles à sucer, gommes à mâcher...) pour faire passer ces moments difficiles.

« Tout obstacle renforce la détermination. Celui qui s'est fixé un but n'en change pas. »

Léonard de Vinci

Arrêter de fumer est un défi de taille pour de nombreux fumeurs, et les obstacles peuvent sembler insurmontables. L'arrêt du tabac est un véritable parcours du combattant, mais chaque obstacle franchi renforce la détermination à atteindre son but. En gardant en tête cette citation inspirante, vous puiserez dans votre propre force intérieure pour surmonter les difficultés rencontrées, et ainsi rester fidèle à votre engagement à arrêter de fumer.

Mission 4 : Je me concentre sur le positif

Il est important de ne pas regarder uniquement les problèmes que vous rencontrez. Essayer de vous dire : « OK, je rencontre des difficultés, mais il y a aussi beaucoup d'avantages à avoir arrêter de fumer ! »

COCHEZ AU MOINS 3 ÉLÉMENTS POSITIFS QUE VOUS AVEZ CONSTATÉ DEPUIS LE DÉBUT DE VOTRE ARRÊT ET QUI VOUS RÉJOUISSENT !

- ◯ Mon souffle est moins court après l'effort physique.
- ◯ Je récupère plus vite après une séance de sport.
- ◯ Mes cheveux et mes vêtements ne sentent plus la cigarette.
- ◯ J'ai retrouvé le goût et l'odorat.

- ○ Ma peau est plus belle, moins terne.
- ○ Mes dents sont plus blanches et plus propres.
- ○ Je n'ai plus besoin de sortir fumer dans le froid ou sous la pluie.
- ○ J'ai économisé de l'argent que je peux utiliser pour d'autres choses.
- ○ Je ne tousse plus le matin.
- ○ Mes sinus sont plus dégagés et je respire mieux.
- ○ J'ai une haleine plus fraîche.
- ○ Je ne risque plus de brûler mes vêtements, mes meubles ou mes draps avec une cigarette mal éteinte.
- ○ Mes doigts ne jaunissent plus.
- ○ Je n'ai plus de cendriers ou de briquets à transporter.
- ○ J'ai plus de temps libre depuis que je n'ai plus besoin de planifier mes pauses cigarettes.

outil bonus

Comment faire si on consomme du cannabis ?

Si vous êtes concerné par la consommation de cannabis, il va nécessairement falloir y réfléchir au moment de l'arrêt du tabac. En effet, fumer du cannabis implique de fumer du tabac en même temps, et compromettra donc nécessairement votre sevrage. Ce mode de consommation ne sera donc plus envisageable. Mais des solutions existent...

Mission 1 : Je me fixe une date d'arrêt

Elle doit être la même que celle de votre date d'arrêt du tabac. Une fois la date choisie, il est important de commencer à planifier l'arrêt en conséquence. Par exemple, **éliminez le matériel de consommation de cannabis de votre domicile ou de votre lieu de travail** : on jette les feuilles, on se débarrasse du cannabis s'il en reste... Le choix de la date doit être considéré comme un engagement envers vous-même. Pour vous aider à le tenir, vous pouvez envisager de partager votre objectif avec vos amis ou des membres de votre famille qui vous accompagnent dans l'arrêt du tabac.

Mission 2 : J'identifie mes motivations

Ces motivations peuvent être de différents ordres : **raisons de santé** (réduire les risques de maladies pulmonaires, améliorer la qualité de votre sommeil, réduire l'anxiété et la dépression), **raisons financières** (économiser l'argent de l'achat de cannabis, les conséquences juridiques de la possession ou de l'utilisation de cannabis), **relations sociales** (renforcer les liens avec vos proches, éviter les conflits avec eux en raison de votre consommation de cannabis). Une fois vos motivations identifiées, vous pouvez vous en servir comme rappel constant pour vous aider à rester sur la bonne voie lorsque vous rencontrez des tentations de recommencer à consommer.

Si vous souhaitez continuer à consommer du cannabis

Fumer du cannabis avec du tabac est une mauvaise idée, car cela peut vous faire rechuter dans votre consommation de tabac. De plus, fumer du cannabis avec d'autres herbes ou pur n'est pas non plus une solution saine, car la combustion est toujours nocive pour vos poumons. **La solution à moindre risque pour consommer du cannabis est de le manger ou de le vaporiser.** Cependant, il est important de se renseigner sur les dosages appropriés pour éviter d'en prendre trop. Attention, il est important de noter que les effets de la consommation de cannabis par ingestion peuvent prendre plus de temps à se manifester, donc il est nécessaire d'attendre avant de prendre une autre dose pour **éviter un surdosage**.

Mission 3 : J'établis une liste des avantages et des inconvénients

Prenez une feuille de papier et divisez la page en deux colonnes. **Dans la colonne de gauche, écrivez tous les avantages** que vous percevez dans la consommation de cannabis : plaisir, détente, ouverture d'esprit, etc. **Dans la colonne de droite, écrivez tous les inconvénients :** coût financier, risques pour la santé, impacts négatifs sur la vie sociale et professionnelle, etc. Cette double liste vous aidera à prendre une décision éclairée et à vous rappeler pourquoi vous avez choisi d'arrêter la consommation de cannabis. Vous pourrez également vous y référer si vous ressentez l'envie de consommer à nouveau.

Mission 4 : Je m'accorde des moments de plaisir

Prévoyez de redécouvrir des activités que vous avez aimées, mais que vous avez abandonnées à cause de la consommation de cannabis, ou programmez de nouvelles activités stimulantes. L'idée est de **vous concentrer sur des activités positives qui peuvent remplacer la consommation de cannabis et vous aider à retrouver des sensations agréables sans drogue**. Il est important de trouver des activités qui vous plaisent et qui vous aident à vous sentir bien. Faites une liste des activités que vous avez aimées dans le passé ou que vous avez toujours voulu essayer. Vous pouvez également rechercher des activités en ligne ou auprès de groupes de soutien. Ne vous découragez pas si vous ne trouvez pas immédiatement une activité qui vous convient. Soyez patient et continuez à chercher. Puis lorsque vous avez fait votre choix, planifiez ces activités dans votre emploi du temps.

Mission 5 : Je fais de l'exercice physique

L'exercice physique peut aider à réduire les symptômes de sevrage, le stress et l'anxiété qui sont souvent associés à l'arrêt de la consommation de cannabis. Pour intégrer l'exercice dans votre routine, **commencez par vous fixer de petits objectifs réalisables et augmentez progressivement vos ambitions**. Ne vous surmenez pas. Si possible, trouvez un partenaire qui pourra vous motiver.

Mission 6 : J'adopte une alimentation saine et équilibrée

La consommation de cannabis a pu affecter votre appétit et votre régime alimentaire. Donc **mieux vaut commencer par planifiez vos repas à l'avance, en prenant le temps de cuisiner des aliments frais et naturels**, pour reprendre de bonnes habitudes. Il est également important de rester hydraté tout au long de la journée.

Mission 7 : J'évite la consommation d'alcool

L'alcool est souvent un déclencheur pour la consommation de cannabis, car les deux substances ont coutume d'être associées dans les habitudes de vie. De plus, **l'alcool peut affaiblir la volonté** et rendre plus difficile la résistance à la tentation de prendre du cannabis. Si vous êtes invité à une soirée où de l'alcool est servi et où des gens fument du cannabis, essayez d'éviter de vous y rendre ou trouvez un ami pour vous accompagner et vous soutenir dans votre décision d'arrêter.

Mission 8 : J'évite les situations de déclenchement

Il peut s'agir de soirées entre amis fumeurs, de lieux de vente ou de moments de stress intense… Je vous conseille de **créer de nouvelles routines et de nouvelles habitudes pour remplacer les anciennes**. Si vous avez l'habitude de fumer après le dîner, par exemple, essayez de remplacer cette habitude par une autre activité, comme une promenade après le repas.

Mission 9 : Je trouve un soutien social

C'est important pour vous aider à traverser ce moment difficile. Il peut s'agir d'un ami, d'un membre de la famille ou d'un groupe de soutien, en ligne ou en présence. **C'est un moyen de vous sentir compris, de vous donner la motivation nécessaire pour continuer à avancer**, de vous aider à gérer les symptômes de sevrage et à faire face aux situations à haut risque. Le soutien social peut également vous aider à trouver de nouvelles activités pour remplacer la consommation de cannabis et vous donner une raison de sortir et de rencontrer à de nouvelles personnes.

Les professionnels de santé sont là pour vous

Que votre consommation de cannabis soit régulière ou occasionnelle, sachez qu'il est possible d'arrêter seul, sans aide extérieure. Cependant, si arrêter vous semble trop difficile, il faut faire appel à des professionnels.

→ **Un professionnel de santé spécialisé dans les addictions** pourra vous aider à comprendre votre dépendance et à élaborer un plan pour arrêter la consommation de cannabis.

→ Le site internet **www.drogues-info-service.fr** est très utile.

→ Vous pouvez aussi joindre par téléphone **Drogues Info Service** au 0 800 23 13 13, de 8 h à 2 h, 7 jours sur 7. L'appel est anonyme et gratuit.

Mission 10 : Je me prépare aux symptômes de sevrage, physiques et émotionnels

Nausées, maux de tête, insomnie, anxiété, dépression, irritabilité… Il est important de savoir à quoi s'attendre afin de pouvoir faire face à ces difficultés et éviter toute rechute. Rassurez-vous : cela peut prendre quelques semaines, mais ces symptômes désagréables finiront par disparaître.

Mission 11 : Je mets en place des stratégies pour faire face aux envies

Utilisez des techniques de gestion du stress, comme la respiration profonde ou la méditation, pour vous aider à rester calme et à ne pas succomber à la tentation de consommer. Il peut également être utile de **vous rappeler vos motivations et les avantages** de ne pas consommer. Garder ces pensées en tête peut vous aider à résister à la tentation.

Mission 12 : Je suis patient

Le sevrage de la consommation de cannabis est un processus long et difficile. Il peut y avoir des hauts et des bas dans votre cheminement, mais **il est important de ne pas abandonner**. Certaines personnes peuvent avoir des symptômes de sevrage plus prononcés que d'autres, ou vivre des périodes plus longues de dépendance psychologique. **Essayez de célébrer chaque petite réussite**, même s'il s'agit simplement d'avoir résisté à la tentation de consommer du cannabis pendant une journée supplémentaire.

Mission 13 : J'apprends à gérer le stress

Il est possible que vous éprouviez des niveaux de stress plus élevés que d'habitude. Voici quelques conseils pour vous aider :

→ **Identifiez les sources et les facteurs de stress :** prenez le temps de nommer les situations, les personnes ou les activités qui vous stressent le plus.

→ **Trouvez des méthodes pour gérer votre stress :** méditation, respiration profonde, yoga, exercice physique ou relaxation musculaire... Essayez différentes méthodes pour trouver celle qui vous convient le mieux.

→ **Pratiquez la gratitude :** énumérez les choses pour lesquelles vous êtes reconnaissant chaque jour.

MON TRACKER

Ce tableau est votre référent pour 30 jours. Chaque matin, je vous invite à scruter la colonne du jour qui vous correspond, et à remplir toutes les missions inscrites dans les cases de gauche.

Cette liste de missions, c'est vous qui allez la compléter au fil de votre programme, en suivant les indications que vous rencontrerez au cours de votre lecture.

	J1	J2	J3	J4	J5	J6	J7	J8	J9	J10
Je colle mon premier patch le plus rapidement possible après le réveil ou la douche										
Je prends mes formes orales de nicotine ou ma vape avec moi										
J'envoie un SMS à ma personne ressource										

D'EX-FUMEUR

Chaque jour, votre liste de mission va donc s'allonger… Pas d'inquiétude cependant, car à mesure que vous les répéterez, elles vous sembleront de plus en plus faciles !

Chaque jour, mettez une croix dans la case correspondante lorsque la mission est remplie.

J11	J12	J13	J14	J15	J16	J17	J18	J19	J20	J21	J22	J23	J24	J25	J26	J27	J28	J29	J30

	J1	J2	J3	J4	J5	J6	J7	J8	J9	J10

J11	J12	J13	J14	J15	J16	J17	J18	J19	J20	J21	J22	J23	J24	J25	J26	J27	J28	J29	J30

TRACKER

	J1	J2	J3	J4	J5	J6	J7	J8	J9	J10

J11	J12	J13	J14	J15	J16	J17	J18	J19	J20	J21	J22	J23	J24	J25	J26	J27	J28	J29	J30

TRACKER

	J1	J2	J3	J4	J5	J6	J7	J8	J9	J10

J11	J12	J13	J14	J15	J16	J17	J18	J19	J20	J21	J22	J23	J24	J25	J26	J27	J28	J29	J30

Bonne route **sans fumée !**

Notre chemin en commun s'arrête ici. J'espère avoir pu vous aider dans votre démarche, et vous avoir permis de commencer sereinement votre nouvelle vie sans tabac.

N'oubliez pas les conseils essentiels que vous avez pu découvrir dans ces pages, et ne vous privez pas de vous y reporter dans la suite de votre vie d'ex-fumeur. Car la motivation se cultive, et les nouvelles habitudes ont besoin d'être régulièrement réaffirmées afin qu'elles s'ancrent définitivement.

Je vous souhaite le meilleur. Une vie d'air pur et une santé de fer.

Remerciements

Je tiens à remercier du fond du cœur toutes les personnes qui jouent un rôle important dans ma vie.

Tout d'abord, je remercie mon fils pour sa patience légendaire lors de mes longues heures de travail sur l'ordinateur. Il a sacrifié de nombreux week-ends pour me permettre de me concentrer sur cet ouvrage, mais je suis déterminée à me rattraper en soirées pizza-foot que je lui dois.

Je remercie également mon amoureux, qui a toujours cru en moi et m'a constamment valorisée, car je suis une personne qui doute et qui doutera éternellement. Je le remercie pour sa patience... Il a dû recevoir au moins une centaine de SMS « J'en ai marre de ce livre ».

Merci aussi à Léa, qui est toujours là pour m'écouter quand j'ai besoin. C'est elle ma personne ressource, et je vous souhaite à tous d'avoir une belle personne comme elle dans votre entourage.

Je ne peux pas oublier ma communauté sur les réseaux sociaux. Sans elle, tout ce que j'ai accompli en tant que créatrice de contenus n'aurait pas été possible.

Je tiens également à dédier une pensée particulière à mon père, qui a malheureusement perdu sa vie face au cancer. Sa perte m'a incitée à combattre la maladie et à travailler dans la prévention. Je suis reconnaissante aussi envers ma mère, qui a endossé le rôle de papa-maman et a été un pilier de soutien pour moi.

Je remercie également la MILDECA pour leur soutien à mon action sur les réseaux sociaux, ainsi que l'équipe de Tabac Info Service avec laquelle j'ai travaillé pendant dix ans et qui fait un travail fantastique.

Enfin, je suis reconnaissante envers mon éditeur, qui a cru en moi et m'a donné la chance de partager mon expérience et mes connaissances sur l'arrêt du tabac.

PAPIER À BASE DE
FIBRES CERTIFIÉES

hachette s'engage pour l'environnement en réduisant l'empreinte carbone de ses livres. Celle de cet exemplaire est de :
1,516 kg éq. CO_2
Rendez-vous sur
www.hachette-durable.fr

Achevé d'imprimer par Graphica Estella, en Espagne
Pour le compte des éditions Marabout
(Hachette Livre)
58, rue Jean-Bleuzen, 92178 Vanves Cedex
Dépôt légal : septembre 2023
ISBN : 978-2-501-17639-2
6301594